靜坐

的科學、醫學與心靈之旅

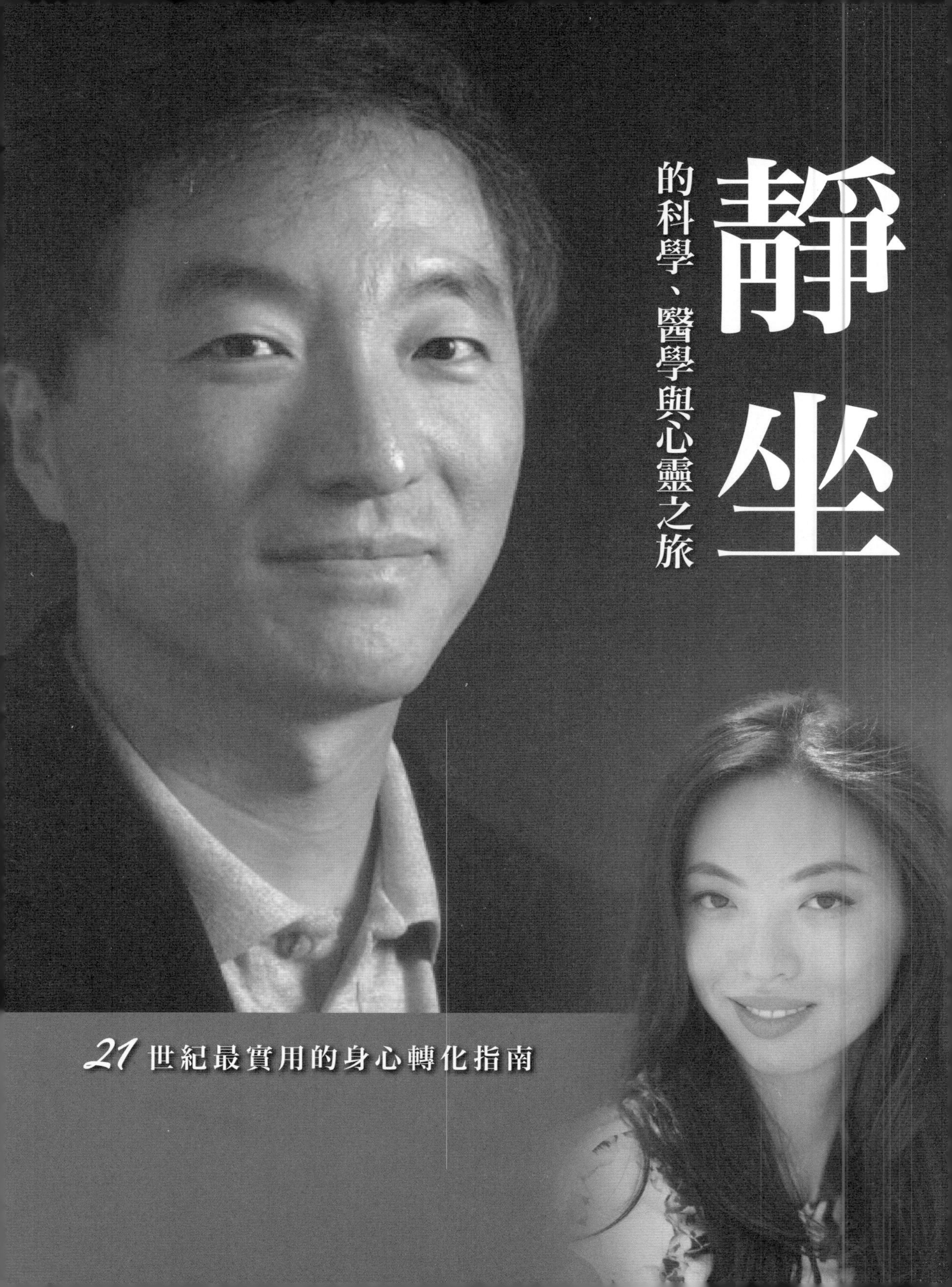

21世紀最實用的身心轉化指南

壹　基礎靜坐與技巧

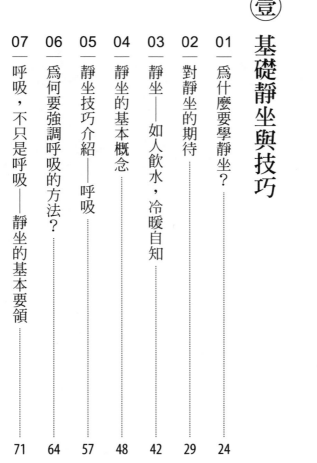

貳 靜坐的共通要領

㊊ 靜坐對身心的影響

肆 理解實相——一段靈性之旅

序一

楊定一

此書和前一本《眞原醫》一樣，最初並沒有出書的打算，只是我多年來靜坐教學所累積的零散問答和個人的反思。這些記錄下來的問答，囊括了各式各樣與實修靜坐相關的主題，之所以開始整理，準備出版，是基於我女兒楊元寧的堅持，而我確實感受到元寧是出自眞心的想要與更多人分享這一重要課題，再加上她打算依照某種內在的秩序來整理這些資料；這一切對我而言，相當有意思。

從這個角度來看，本書可說是一個父親和女兒共同的探險之旅。

本書也代表了我個人最直接而不假修飾的靜坐觀，除了順序略作調整之外，並未改變內容。

如果說《眞原醫》的一系列文章反映了我的養生觀念，那麼，這本書可

說是我個人靜坐觀的寫照。

正因如此，讀者可能還沒準備好迎接本書提到的眾多超乎主流的觀點，我並不是只從技術、科學、和經驗的層次探討靜坐，而是從更廣闊的人生意義下手。

對我來說，靜坐一詞囊括了實修、技術、境界、轉化的經驗，近年來變成相當熱門的主題；而時下談論靜坐的文章，無論是科學性的還是通俗性的，更是浩如煙海。儘管如此，多年前我第一次試著在醫學期刊發表靜坐的論文時，多少還是覺得自己猶如荒漠中的孤獨旅人。當時，親身嘗過靜坐滋味的科學家和醫師只有那麼一小撮，而能發現靜坐與宗教、形上理論、哲學等等人類文化結晶毫無衝突的科學研究人員更是寥寥無幾，我正是其中之一。

這是因爲我很早就接觸靜坐了。

雖然早年忙於癌症和免疫研究，後來又忙於創業，但我二十多歲就已隻身踏上靜坐的探索之旅。我的科學訓練敦促我放下先入爲主的成見，以開放的心態親身去嘗試靜坐的滋味，而不預設任何期待，我就這麼發現了一個超乎「奇蹟」能夠形容的天地。靜坐答覆了我一生以來的形上問題，開啓了我的眼界，讓我看見了一個科學家認定不可能，而醫生認定超乎人類極限的世

界。

我必須說，這一趟心靈之旅絕非風平浪靜。我迫切的想知道，靜坐的體驗對整個宇宙來說代表了什麼，無論是已知還是未知都想知道，尤其是涉及物理、形上學、科學和哲學、世俗、和宗教的意涵。我的靜坐經歷促使我去尋找連結科學和哲學間的橋樑，接著又走入宗教，我開始以科學的角度解釋宗教和哲學。

我透過靜坐尋找的，其實是人生的意義。沒多久，這股迫切變得生死攸關，漫天漫地蓋過了一切。在我從事科學研究、行醫、經營企業的同時，這些問題終日縈繞在我腦海，甚至讓我心神不寧：我們爲什麼來此？人生所爲何來？生命還有什麼是我們掌握不了的？

我想，不去問這些問題的人是幸運的，因爲這些問題足以將人燃燒殆盡，我就是如此。它們點燃了一把我怎樣也撲滅不了的野火，轉眼間，竟成了我主要的動力（*motif force*），遮蓋了其餘的一切。

我從小就是天主教徒，六歲擔任輔祭，協助神父進行彌撒，才十幾歲就覺得自己掌握了《新約》和《舊約》兩大經典的道理，讀遍了各種淵遠流長的哲學論述，涉獵各門各派，把經典做爲平日的讀物。很難想像，一個十幾

歲的孩子在高等微積分課時，一邊解題，一邊閱讀哲學書籍……總之，只要有書，我就讀。

然而，依然還有許多形上學和哲學的疑惑不斷在我內心熊熊燃燒，對於如何面對人生的種種不確定與內心深處對未知的深刻不滿，我卻束手無策。

說這些存在性的問題引發了成長過程的危機，還算說得太輕鬆了。我自己會這麼形容：這些問題將我推入了卡夫卡式的困境，卻不給我一個合理的解答。

到現在，我還眞不知當初是怎麼熬過來的，似乎一切都對了，我終於理清頭緒，回答了我自己提出的問題。

找出我自己的解答之後，我決定周遊世界去尋訪明師，登門求教於所有我能遇到的修行者，眞是讓我獲益良多。

那段嬉皮歲月，我毫無保留地追尋人生眞相，到頭來，我總算明白一切答案早就安住在我心裡，根本無需窮盡千山萬水。要是我一開始就知道……

至此，我終於明白所有的答案都在我們內心，只要探問自己的心靈，答案自然會湧現，而且都是那些再明顯不過的事理。

在本書裡，我對問題的答覆在許多方面都反映了我自己的心靈之旅。無

論值不值得一聽，是好是壞，都是我的心聲，只願能撼動提問者和聽眾以爲再理所當然不過的道理、信念、和偏見，再往深處多探究一些。我衷心希望能幫助提問的人省去一些時間，不必像我一樣，白白耗費那麼多年的光陰，卻只是盲目的摸索。

基於這些緣由，我會鼓勵讀者以開放的心態去讀這些問答，儘管內容不免缺失及疏漏，我仍然眞誠地希望各位能獲得啓發，踏上這一沒有退路的旅程，透過靜坐的實修和自己的探問而看清人生眞相，並體會眞實之境。如果本書能達到這一目標，那眞是令人再高興不過了。

有一點要請讀者理解，這本書要談的並不是宗教或哲學，也絕非科學或醫學。我爲了讓問答更平易近人，借用了不同領域的比喻解說，不免讓人留下大雜燴的印象。但別忘了，靜坐的實際修練本來就是涵蓋眾多層面、跨領域的主題，無法以三言兩語輕鬆帶過！此外，有些讀者可能會若有所失，因爲本書沒有一一列出引用文獻，概念的銜接也不夠精緻。對於有此感受的朋友，我在此衷心道歉。

我想說的是，這本書只是一系列問答的集合，而非寫給醫界及學界同仁看的技術論文，他們通常會想知道哪個論點是誰提出的，甚至會主動查閱支

持某個論點的精確數據和參考文獻。或許這部份可以留待日後再寫，畢竟我一直想要就靜坐與修行寫一本更完整、更科學的論述，再怎麼說，很少有人像我一樣，一直迫切地在蒐集過去三十多年所有關於靜坐的科學和醫學論文。

然而，說眞的，我也擔心科學術語可能無助於闡明這個跨領域的議題，靜坐橫跨社會學與哲學的邊界，也同時觸及物理和生物化學的核心，更別說醫學了。還有，純粹科學的東西注定是短暫的。身爲科學家，我們都知道自己的發現只有在發表的瞬間才具有深刻的啓示，沒多久就顯得過氣，在更專業、更新的發現之前相形失色。

不過，寫得平易近人的哲學和形上學論述就不會有這種情況。事實是，所有的古代經典到現在仍然有人流通印行，日久彌新，漸受歡迎。儘管如此，我自己在多年前得出了一個結論：正確的問題和答案必須發自內心，由心靈領略消化，而非憑著頭腦推理論述。這一點，讀者閱讀本書時，相信也會心有戚戚焉的。

本書確實還有不少缺失，其一是因爲我在美國住了大半輩子，這些問答的原文都是英文。所以，和前一本書《眞原醫》一樣，本書和此序的原稿都是以英文撰寫再譯成中文。即使過了這麼多年，英文仍然是我的主要交流媒

介。我爲此感到相當懊惱，因爲談靜坐的體驗必然要能釐清理論和實修的微妙差異，但落筆時卻可能因爲語言隔閡，有失精確而顯得含糊不清，這也是需要向讀者致歉之處。我的答覆也不見得總是前後一貫，這反映了我個人當時的理解與成長，請讀者務必將這些問答視爲個人生命之旅的參考，千萬不要照單全收。

最後我要說的是，靜坐不是只有頭腦上的理解，但寫書卻不能不訴諸文字，而可能流於理論化而失去了切身的力道。所以，讀者在研讀靜坐相關書籍時，請務必留意這一限制。也就是說，總會有人在談靜坐時用了太多的邏輯推理，化爲文字後更強化了這一問題。說到底，靜坐是一門用心追尋的領域，千萬別僅止於頭腦的探索。

能完成這本書，我要感謝許多人。

首先要感謝我的女兒楊元寧，她一肩扛起催生、完成此書的繁瑣工作。這本書成書期間，正是我最忙碌的一段日子，我深知若非她的催促，這本書是不可能即時完成的。她不光是妥善地編排了這些問答，更納入了她自己從十歲到二十四歲之間向我提出的各種問題，也就是她這十五年來的成長歷程。

這些年來，她以錄音和筆記的方式，記錄了各式各樣的問答，在編輯過

程中也一再回頭找我討論，釐清某一段的眞正用意。在需要進一步澄清之處，她以灰色方塊添加了我在演講時引用的補充資料。她在哈佛大學主修生物、輔修東亞文化的古代哲學和佛教的同時，眞的是將這本書當作一件很重要的事在做。在她五光十色的生活裡，有那麼多事情值得分心，但她憑藉著明晰與無畏選擇了這一條路，對於她一往所展現的勇氣，我唯一能表達的就是由衷的欽佩。很多時候，我會覺得她的人生根本是爲了催生這本書而來的……

我也要感謝我的二個兒子——元平和元培，他們是我一生的摯友，從他們身上我獲益良多。作爲學生和工程師，他們不僅聰慧，心地更是溫良。透過他們無保留的分享，教我如何保持開放的心胸，看見每個人心中那永恒孩童的純眞與美善。這三個孩子爲我的人生帶來喜樂，反而是我時常懊惱，身爲父親，我還有許多不足之處。

我要感謝我的父母，他們一生謹守本分，雖然生活艱辛，卻仍親身爲我示範了誠實、期盼、和慷慨的信念。他們深刻地影響我，即使在黯然絕望時也不能忘記保有良善的心。我常覺得他們就像我的守護天使，始終鼓勵我去發掘生命中更高廣、更美好的事物，總在我挫敗沮喪時給我安慰。我的母親

去世得早，但她的美德始終與我相伴。她溫順和藹，儘管一生為了凝聚這個家做了許多犧牲，卻從不居功，是我們心中永遠的天使。即使是現在，我仍常感覺她就在我左右陪伴著我。至於我的父親，則是少見的仁慈無私的大好人，在這充滿染著的世間，他總是保有純眞的赤子之心，這總為我帶來許多啓發。

我也感念我的岳父母，他們始終視我如親生兒子般地帶領我並呵護我。岳父的慷慨，我永遠銘記於心，他眞誠地關懷眾生與周遭的人事物，始終相信人們的生活可以透過文明不斷的發展而提升。不論大小事，都用堅毅的決心來親力親為的示範，他相信生命有一種更大、更全然的善，並終其一生致力於活出這樣的理念。至於我的岳母，她為每個家人帶來的溫暖支持總令我如沐冬陽，她為這個家帶來每個人都渴望得到的喜樂，以無比的勇氣與毅力走出岳父辭世後的失落傷痛，這一點，對我們這些後輩是很大的鼓勵。

多年來，我一直想要感謝幾位老師，特別是聖嚴法師、單國璽樞機主教、和南懷瑾老師。很遺憾的是，他們三位都已離開人世，但他們的影響，一直活在我心裡。我曾經不自量力地想和這三位老師合寫靜坐的書，他們的離世也是促成我決心提早完成本書的另一個原因，只是這本書寫得太慢，來

不及送上草稿請他們提點，不然讀者就有機會也聽聽這三位大師的想法了。在此，我願代表所有曾經受惠於這三位大師的人，感謝他們長年不辭勞苦的教學與貢獻，現身說法示範慈悲的心懷，讓我們所有人感念於心。

除了這些明師外，我還要感謝此生相遇的成千上萬個貴人，每個貴人都是我的人生導師。何其有幸，只要我願意敞開心胸接納，人生無處不是學習的殿堂。有時我多麼希望，自己的心靈能再敞開些，能提供更多溫暖與鼓勵給需要的人們。

在此，我要表達對長庚生技的同仁們最深切的感謝，特別是柯雲飛教授、邱金國、以及許多同仁，感謝他們多年來爲推廣眞原醫所付出的不懈支持與勤奮努力。感謝馬奕安博士（Dr. Jan Martel）、呂欣欣、與陳錦書協助本書的編輯與校對，感謝盧峻嵘與美工團隊協助插圖繪製。我特別要對陳靜雯表達我最深摯的感謝，感謝她這些年來配合我個人對外事務上的全心協助與奉獻，並協調各方，完成本書的付梓印刷。

最後，同時也是最重要的，我要歸功本書於我的靈魂伴侶、我的妻子王瑞華，對她我總有道不盡的感謝。她才是我們的大修行者，很多認識她本人的人，都曾受益於她靜坐的功力和慧見，但她總是低調地站在幕後，默默支

持著像我一樣敢站在台前高談靜坐和修行的朋友。我的靈性修行之路，不只此生，包括過去多生多世，全賴這位累劫同修的靈魂伴侶之賜。她親身示現的力量與慧見，始終是我的一大助緣，敦促我由徒勞無功的人生追尋中醒來。她是好妻子、好女兒、好兒媳、好姐妹、和好母親。我深深感激她在我對於追尋人生眞相深感絕望之時，能那麼深刻的理解我。要不是她堅定的勇氣、決心、忠誠、與支持，我是無法在多年前重新踏上這段信念與自我修習的旅程。哎！但願我這一生有些片刻，眞能配得上她的期許。也希望，會有那麼一天，她願意站出來和大家分享她對本書主題的看法，我相當肯定，她會有許多想分享的。

序二

楊元寧

我在小學四年級時，參加了一次五天的禪修營，那次靜坐的體驗震撼了我，讓我短暫體會了眞實的苦難和眞正的圓滿，這兩種感受同時浮現，但瞬間即逝。

正是對這兩種截然相反境界的匆匆一瞥，激起了我內心想要找到「出路」的最深的迫切感。從此，我正式踏上了自己的修行之旅，持續至今。我對世界各地的宗教和哲學經典充滿好奇，尤其著迷於佛經和靜坐的論述，似乎塡補了內心正在擴大的一種空白。

我身邊的同學和朋友們過著年輕人的日子，我卻對生命的意義更感興趣，想要從我所經驗到的苦和周遭的苦難中解脫，想知道死後的「我」會變成什麼樣子，想看清因果業力和我自己的道德指引是怎麼運作的，想活出我

曾見識過的絕對圓滿，即使那只是曾經有過的片刻感受。

在我漫長的追尋之路上，我讀遍了各種法門、各個大師的作品。然而，只有我父親對這些經典的詮釋和他對這些主題的觀感，最能深入我心。他能用一種無拘無束、不受既有成規所限的方式，解說這些繁複的專門術語和理論，最重要的是，說得夠簡單，即使十歲小孩也能心領神會。我們的討論從不受任何一門教條的約束，這些輕鬆自在的答覆，在那一刻，就已表達了眞理，雖然不重複耳熟能詳的古人闡述，卻讓我能明明白白在那一刻體驗到眞相，而那一刻，只有人生眞相才是重要的。他的詮釋並不模仿古代哲學的論道方式，而是採用物理、生物、神經生理學等領域的當代研究成果，重新從現代和科學的觀點來看修行這回事，並結合健康醫學的原理，點出靜坐在身心方面的立即效果。

從他身上，我才明白眞理可以體現於許多不同的形式，沒有對錯之別；眞理是從不需要以某種固定的方式來教學、來領悟的，更重要的是如何以適當的方式幫助提問者更能了解眞理，至於是使用何種方式，也就不是那麼重要了。幾年後，我在哈佛的佛教課上，才從《維摩詰經》讀到了這一至理。因此，我時時不忘與人分享這些想法，包括我所接觸的，尤其是多年來我向

父親私下討教和從他的公開演講中所整理出來的獨特詮釋和眞理。

我多年來一直有種感覺，我父親最有力也最直接的說法，全出自他與聽眾的問答，在一整場長篇大論的演講之後，聽眾針對自己的修行和演講的主題，提出了他們個人希望澄清的疑問，也是他們最切身的靜坐問題。這些與來自各行各業人士交流的對話，總是讓我興味十足。在整理了大量的演講和研習紀錄，包括我們私下的討論後，我覺得這些問答是最有意思的，很可能是最適合用來呈現這本書的方式，也是爲我自己的領悟點亮的盞盞明燈。我既是這些問答的旁觀者，十幾歲時也問了不少問題，我發現這些問題往往反映了提問者的背景、知識、和實際的傾向。現在回想起來，我自己的問題也同樣反映了當時的靈性成長。

能讀到父親對每個問題周到而適當的答覆，對我獨具啓發。他談了幾十年靜坐，我經常在不同的場合聽到類似的問題。但令人著迷的是，即使問題相似，每個答覆卻都是針對提問者當下狀態的回應，從未重複，就像是每個人都值得擁有一個最適合那一刻的獨特答案似的。我親眼看到這些答覆是怎

麼引發了提問者深刻而驚人的反應，我猜想，許多同樣有靜坐經驗和深刻靈性渴望的讀者，也可能會有同樣深入的反應。

爲了方便閱讀，我選出了重要的問答，並試著依特定的主題編排，從基本的靜坐技巧，到靜坐的過程，談靜坐對身心的轉化，最終談透過穩健修行所發掘的內在光明。重新閱讀每一章後，才發現由於問答有其背景，常常需要更進一步的澄清，在整理、安排這些概念的過程中，我也常回頭和父親重新探討各個主題。

爲了讓具有科學背景、需要扎實數據的讀者更容易接受本書，有幾章加上了原本演講中提及的資訊。這些科學數據和分析的文獻，通常是他演講投影片裡所引用的，爲了能更清楚完整地呈現，我也花了些時間進行資料蒐集與研究，且爲了確保這些資料不會干擾閱讀，我將它們安排在灰色方塊裡，做爲獨立的單元。

在此關鍵時刻，我們的生活無不充滿了困惑和無奈，人類彷彿已經迷失方向，落入無盡的黑暗深淵，看不清出口的微光何在。這種靈性上的乾旱和

信心的失落，讓人類社會陷入了抑鬱的漩渦，人生只能在莫名的恍惚和混亂裡空轉，沒有人知道該怎麼辦。大多數人只是呆立著，望著眼前的夢魘，祈望能找到什麼好拯救自己。

正是這種無助感，催促我早日完成此書，至少能提供點什麼以解決層出不窮的現代問題，因應節節高升的抑鬱、焦慮等等心理病變，我們的人生快要被這些消耗殆盡了。現代人的生活缺乏意義與目的，這本身就是我們要面對的一大挑戰。我們活著只是爲了工作、求生存、養家活口，完全被物質的需要所淹沒，無暇回應內在的靈性呼喚。我們都迷失了，很多人都是，因爲根本沒有時間、沒有方法爲自己找到一條出路。

如果本書沒能讓讀者留下太多印象，我還是懇切希望它至少點燃了讀者內在的火焰，無論多麼微小，都有助於你恢復希望和勇氣，在孤寂而混亂的世界裡提供一點安慰和激勵，以及一點點勇氣，當你感覺這個世界正在和你作對時，幫你找出一條自己的路。

壹 基礎靜坐與技巧

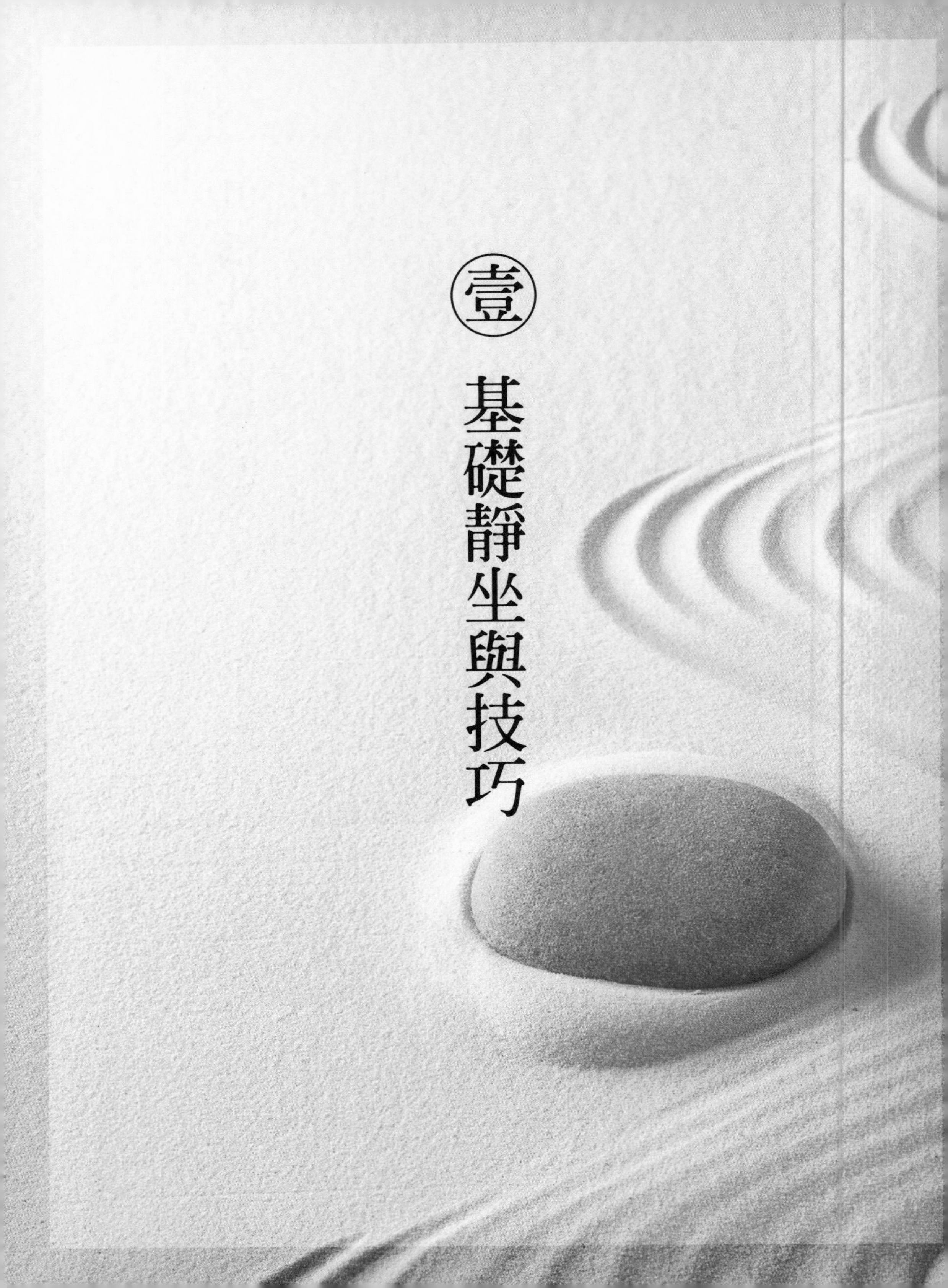

01

爲什麼要學靜坐？

作者註：楊定一博士在談靜坐的演講或座談會的場合中，總有聽眾會問到「為什麼要學靜坐？」通常會有很多不同的提問方式，反應出發問者的背景與疑惑，包括忙於準備考試的學生，身負養家活口擔子的年輕人，有填不完的表格、做不完的專案的上班族，汲汲於損益兩平的生意人，想開創新生活的退休人士，他們既熱切地想學習靜坐，也懷抱著相當程度的期待。聽眾五花八門的提問，不外乎是想了解靜坐的目的，除了知識上的引導，更想求得一個安心的保證。以下的靜坐解說，是編者於楊博士多年來在美國的演講記錄中所選輯出來的，可說是至今為止最清晰易懂的靜坐介紹了。（楊元寧）

在廣闊的宇宙裡，人類和所有生物一樣，都想活得快樂。快樂讓我們得

以完整，圓滿了有意義、有目標的人生旅途。快樂是你我與生俱來的特質，想要快樂是人類的天性。然而，快樂無需外求，只待我們還原、重新憶起、並啓動它的源頭。

可以這麼說，快樂就是回歸心靈的家。若能安居於快樂之中，均衡、健康、創意、活力、且有方向的人生也會隨之而來。正因爲快樂，人生才能開展出無限的可能。

快樂是宇宙自然的平衡狀態，是最不消耗能量並擁有最高秩序的穩定狀態，也是一切眾生歷經千百萬年演化的必然結果。唯有快樂，才能推動身體、生理，乃至於人類社會發揮最佳的效能，而快樂本身也是充分發揮之後必然的結果。

快樂湧現慈悲，也能生出智慧。一個慈愛而睿智的人，是不可能不快樂的。

對我而言，「我快樂嗎？」是一個人生不可不問的關鍵問題。

你，快樂嗎？

你真的，真的快樂嗎？

你的快樂無需外求的動力嗎？不設界線、條件，沒有理由也能成立嗎？

我要說的是無條件的快樂，無關乎你的年齡、外貌、社會地位、健康狀態、現在覺得舒適與否、配偶、父母、子女、或過著怎樣的生活，而是一種無所不在的快樂，這樣的快樂可以源自內心，也可能出於身外之物，甚至可以毫無來由。這樣的快樂既不受環境影響，也無需矯飾造作，它本身就是無限的，足以讓我們重拾生命的完整。

你快樂嗎？

無論是誰，不都想要快樂，而且是無條件的快樂？

想要脫胎換骨，從此活得快樂？

想要找到生命的意義？

想要活出自己的人生方向？

我要說的是，這一切都是你我必須重新爲自己爭取的權利，我們本來就有快樂的能力，得以享有無條件的快樂、至高的喜悅，但這一與生俱來的權利卻是必須恢復的。

現在就**開始**。

你必須開始深刻檢視自己過去所學和現在自以爲了解的一切眞相，那被我們的煩惱、貪欲、和無明毀壞了的顚倒世界，其實不過是一個我們必須從

中醒來的幻相。

只要一念清明就足以領你上路，讓你安抵家中，永遠喜悅安樂。然而，人心自出生以來薰習染污已深，這個境界絕非一蹴可幾，要想喚醒這顆心，還有待心靈的澄清與淨化。

我們必須先修持靜坐這類的心靈淨化法門，讓身心擺脫意念與煩惱的無窮干擾，以靜坐還原心靈居所的秩序，以正確的呼吸、積極的運動、與正確的飲食來強化身體的活力，同時立下並執行感恩、懺悔、希望等心靈誓約的功課，回歸內心，為眞理的來臨、脫胎換骨重生的一刻，做好準備。

至於內心何時啓悟，則與靜坐、飲食、運動、或其他外在行為不見得有多少關連，而是全出於我們對人生眞相的如實體悟。事實上，所有身體層次的淨化修練功課，不過是引領我們接近人生眞相的大門，若不透過親身的體悟，是不可能跨過門檻的。你必須如實面對眞相，眞心感受到此外無他，讓這樣的迫切感接引你，眞正登堂入室。

脫胎換骨，迎接嶄新的人生眞相，重生的你不可能一切如昔的。你會無來由地感到喜悅而且悠閒自在。你會回到心靈的家，那是你的眞實來處，只是你早已忘懷。

徹底的脫胎換骨並不是憑藉「得」，而在於「捨」，重點是「放下」，而不是「累積」，甚至不在於「堅持」，這一點，很可能大大地違反了你原本的認知。也就是說，靜坐只是一種工具，能幫助你放下心靈自出生以來囤積至今的種種廢物和殘渣，並且有效率地濾淨你深邃的心海，直到心靈澄淨，讓領悟和快樂的光輝可以透進來。

提到靜坐，無需聯想到宗教或任何宗教活動，然而實際上，靜坐離不開古人的智慧，包含已成爲人類文化宏遠傳承部份的宗教。令人驚奇的是，靜坐與現代科學和醫學原理息息相關，而且所帶來的益處遠遠超越「強身保健」四個字所能一筆帶過的。

然而，追根究柢，靜坐仍然只是工具。

明智的運用這一工具，勤奮的運用這一工具。隨時回歸問題的本質，眞正的核心問題不外乎是理解人生眞相，在一念之間看清虛妄。就在那一念清明裡，萬物復歸原位，回復本來面貌。那一刻，無關乎過去的任何修行。倘若無此慧見，無論是靜坐，還是各種身心修持，都很可能只是毫無意義的裝模作樣而已。

02 對靜坐的期待

作者註：以下的章節，可以讓讀者參考來自各行各業的聽眾們所問的各種問題。這些問答取自楊定一博士的演講紀錄，蒐羅了各種內容和用意的提問，原汁原味，一字未改。正因這一章代表了大眾對靜坐的疑慮與期待，我由衷地覺得本書應該從這裡開始。為了保留發問者的背景並兼顧個人隱私，本章以職業簡稱取代發問者的真實姓名。（楊元寧）

某同學問：我現在讀大學三年級，每天為了大小考試、寫報告、和繁重的課業而煩惱不已。考試前，我總是坐立不安，明明該努力準備，卻很難專注。我覺得自己好像得了注意力不足和過動症，愈想專心，愈難定下心來，於是更是沮喪。我為此非常煩惱，常常失眠。靜坐對我有用嗎？如果有用的

話，怎樣才能幫助我下定決心、專注於練習靜坐呢？

答：你的問題可分爲兩部份，一是靜坐在你所面臨的情況下能對你有何幫助。這一點，我可以回答的是，讓心靈更爲專注，正是靜坐的立即成效之一。事實上，若家中有注意力缺乏症或容易焦慮的孩子，我非常鼓勵家長讓孩子練習靜坐，已有許多醫學和心理學研究證實了靜坐的種種好處，包括增強注意力、改善面對壓力的身心反應。在我看來，靜坐是唯一能持續幫你面對人生難關的鍛鍊，說是你必備的求生寶典也不爲過！

然而，請記得，你所遇到的狀況，在現代生活的壓力下是十分普遍的現象。即使像你這樣的年輕學生，也已經感受到了，這樣的生活對我們而言是多麼的不健康。

你的第二個問題，是想知道如何找出空檔、下定決心，在忙碌的生活中抽身出來練習靜坐。這是我們每個人都得面對的問題，也常是讓我們拒靜坐於千里之外的主因。請記得，靜坐的重點不在於技巧，也不僅僅是身心的鍛鍊，而是培養出一種截然不同的人生慧眼，讓我們能看見生命帶來的諸多可能。

靜坐的心境不只能幫助你學習，還能讓你的生活更有方向感，引導你穿

越環境的紛擾、人事的動盪和變故，完整活出自己的生命。從這個觀點來看，靜坐要人深入去探索，你所謂「人生眞相」是怎麼「造」出來的。對人生眞相的認知一改，非但能加深靜坐的心境，也會讓人更願意繼續練習下去。因此，對初學者而言，要想從靜坐眞正獲益，向一位不把靜坐僅視爲是坐姿訓練或腦力鍛鍊的好老師學習，是非常重要的。

同學問：可是，我連靜下心來靜坐都很難，很快就會分心，雜念不斷，想起還有哪些事尚未完成、期限還有多久等等。有沒有什麼方法，能讓我在身心都抗拒靜坐之時，還能堅持下去？

答：你提到的情況，是我們每個人都會遇到的，所以你不需要貶低自己，覺得自己不是靜坐的料。我常教人以非常簡易的守息練習來幫助靜坐，稱之爲「**瓶子瑜伽**」。我們現在就可以一起試試看！

你可以躺著，或用舒服的姿勢坐著，試著儘量延長呼吸的時間，愈久愈好。

首先緩緩的吸氣，想像自己猶如一個充滿光明、正在不斷擴張的氣球，吸飽氣之後，儘可能地將這氣息守住，不要讓氣體輕易的漏失。守住你的呼

吸，愈久愈好，

當你覺得再也無法屏住氣息的時候，輕輕地，再試著堅持一下，直到無論如何再也守不住時，用力將所有的氣一次完全吐出去。

這麼做，至少再重複三次。

在守息同時或稍後，可能還會出現冷、熱、刺痛、或其他種種的感覺，這些全部無需在意，不要讓這些感覺分散了你的注意力，你唯一要做的就是儘量拉長守息的時間，愈長愈好。

這是源自西藏和印度傳統的古老瑜伽技巧，用以淨化散亂的身心狀態。古代的大師們都知道在身心放鬆的狀態下練習守息，能幫助打通體內的**氣脈**。有意思的是，當體內的氣脈打通時，就不再焦慮，甚至連雜念也沒了。念頭一清淨，心境便自然地轉爲平和，身心進入合一的狀態，至此，就連靜坐的功力也深了。這是一種最簡單的技巧，可以平息身心紊亂，化解靜坐時最常見的分心和散亂毛病，不再陷入思緒的漩渦中。只要每天練習，你就知道對自己是不是有效！

還有一個方法，也能有效幫助我們放鬆，讓身心感到踏實而平靜。這個古老的修法是這樣的，將舌頭向上捲起，並輕抵上顎。

逆舌身印（खेचरी मुद्रा）

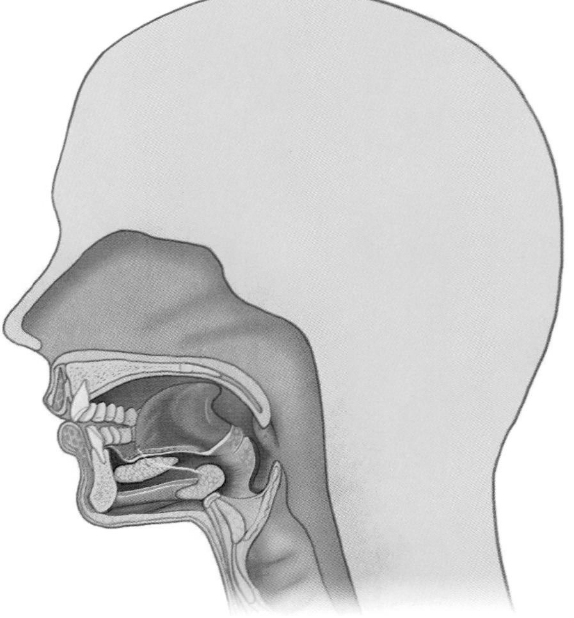

逆舌身印，梵文稱之為「*Khecarī mudra*（खेचरीमुद्रा）」，是另一種能安頓靜心的瑜伽術，練習的方式就像附圖，將舌頭向上捲起，朝向小舌。舌頭是放鬆的，延著口腔頂部的硬顎下滑，不費力的置於鼻中隔背面。熟練之後，舌頭會自然而緩慢地頂到鼻咽腔的柔軟處。

練習時，閉起雙眼，眼球向內轉，望向兩眉中間的位置，可以躺著也可以盤腿坐著練習。行者習慣這個身印之後，無論你在做什麼，整天都可以練習，也不見得要閉眼。久而久之，這個身印甚至會變得再自然不過，且能持續淨化心靈與神經系統。

Khecarī 這個字在梵文裡意味著「在內部空間裡翱翔」或「在以太空間裡飛行」，是相當合適的身印，當舌頭向上飛翔，接觸到口腔頂部時，將帶來忘我的幸福感。

這是一個在典籍中清楚記載的神聖姿勢，也就是梵文所稱的「**印**（*mudra*）」。在這個方法中，因爲是以舌頭來練習，又稱「**逆舌身印**」，可說是活化迷走神經反應最有力的方法，能刺激人體的副交感神經。副交感神經系統是負責讓身體放鬆的，影響遍及身體的每個部位，包括心跳、呼吸、和肌肉的運動等等。

單純的將舌頭輕抵上顎，就能觸發微妙的放鬆反應，讓呼吸更順暢而深入，不僅減緩新陳代謝與心跳，也能澄淨心靈，讓注意力更容易集中。事實上，這是處理焦慮和壓力最簡單又有效的方法。我常提醒大家練習，使身心一整天安適而泰然。

某位母親問：我有三個孩子，最小才三歲，最大的九歲。靜坐對我的孩子有幫助嗎？

答：確實有幫助。靜坐能讓孩子的身心發展更健全，也更均衡，彌補當今學校教育的不足。練習靜坐的孩子，擁有較清晰的倫理觀，能明辨是非，也更有創造力。

然而，要讓精力充沛的孩子願意乖乖靜坐，的確是件苦差事。多年來，

我所推廣的讀經班，就是爲了要解決這一難題。讀經可以說是另一種形式的「動禪」，孩子在朗誦經典時，能收攝身體原本散漫的視覺、聽覺、語言、思考等種種感官作用並投注於單一的活動中。讀經不僅可以平撫心靈的躁動，讓腦部活動平緩下來，還能提升腦波的合一性。

合一性是一種心靈狀態，與雷射光束的原理很像，發自大腦各處的腦波完美的同步爲一體，不同的波動彼此調和。聚精會神而進入了合一狀態的心靈，能充分運用左右腦，使孩子的學習潛能得以完全發揮。合一狀態的心靈，就是我之前提過的**天才心靈**，也就是人類在科學、數學、藝術等種種領域的創意泉源。在我看來，只要能夠催生、加強這一靜心狀態，就是最好的學習方式。

此外，我們所選讀的經典，全是古聖先賢的傳世之作，正可補足今日學校教育在培養高尚情操的不足。讀經的孩子，無論是理解力、咬字口條、論述能力都更好了。我相信這一教學法足以與現今的教育制度完美互補，而我們在世界各地志同道合的朋友們的協助之下，已經帶領了總數超過千萬的孩子讀經，這些孩子後來的表現也都相當傑出。

某上班族問：公司業務繁忙，為了結案，我總是在辦公室裡加班到半夜方休。我帶領一個大型團隊，年輕後進的同事們也不得不跟著夜復一夜地加班作簡報、趕報表。有時候，我真懷疑這一切究竟值不值得。工作一整天下來，我躺在床上，卻無法入睡，心想「我真的快樂嗎？」這麼拚命工作究竟是為了什麼？這一切真有更高的意義嗎？我感覺自己好像墜入萬丈深淵，看不到希望、看不到意義，也看不到支持我繼續工作的更高遠目標。靜坐能幫助我找出人生的意義嗎？然後，我就能幸福快樂了嗎？

答：你碰觸到了一個打自無始以來，就糾纏著人類不放的存在課題，而這個凡事講求速效的時代，讓這一問題更形迫切。如何在日夜不停的忙碌中找出人生的意義，這確實是一個很大的人生功課。從這個角度來說，我要恭喜你已經感受到了自己在世間這一短暫之存在的虛無，並開始探問是否有另一種能帶來希望，讓我們脫胎換骨而找到人生方向的生命架構。

顯然地，光是求生存，已不再足以彰顯存在本身的價值。人們與生俱來的好奇心和智慧，冥冥之中引導我們感覺到自己值得活出更好的人生，我們要的不只是如此而已。

正是這一探索的初心，讓人生得以轉向，深入更寬闊的追尋之旅。靜坐

是一個重要的工具，幫助我們次第有序地走上這一重新發現之旅，猶如路標一般，讓我們腳踏實地的一步步探索，卻不會因爲錯過了更寬廣的視野而迷失。

這是怎麼辦到的？

靜坐是一門歷史悠久的修持法，深受世間各大哲學和宗教的推崇，而踏上靜坐之旅並修成正果的學人也不計其數。各大宗教所流傳下來的偉大經書、典籍、和文章，無不由各種觀點探究靜坐的奧祕，更從多種面向對靜坐進行詳細解說，以使我們能親身驗證。

從這個角度來說，我會鼓勵你全心投入於這人類最偉大的傳統之中，親身體驗靜坐因靈性而深入，靈性也因靜坐而成長。唯一要提醒的是，務必保持開放的心，尋得自己的解答，並將所有答案落實於生活中。在此之前，切莫因一點心得就感到自滿。

透過這一探索之旅，你會找到人生的意義，獲得幸福與快樂。

我所說的，並不是仰賴物質收穫的快樂。這裡談的幸福快樂，甚至不是一種心境，更貼切的說，那即是生命本身。

某男性病患問：我腿部的神經萎縮已經超過十年了，而且隨著時間不斷地惡化，現在我已無法自行走路，我想我是無法坐下來好好靜坐了。像我這種情況，還有沒有什麼其他辦法可以學習靜坐呢？

答：首先，靜坐無關乎坐姿或任何特定的姿勢。靜坐只是一種鍛鍊心靈、調理思惟過程的練習，幫助我們擺脫讓心靈不得清明的分心和雜念。正因如此，靜坐時可以躺下，或採取任何你覺得自在的姿勢。這就是靜坐的修法。

靜坐的深一層是領悟，讓你對生命會有全新的領悟，也讓你體會到萬事萬物都與靜坐息息相關。所以，你當然可以練習靜坐，靜坐對你有助益，同樣也能幫助其他身體不方便的人。

這是怎麼辦到的？

靜坐釋放了心靈的緊張，並引導心靈體驗到比身體更寬敞的境界，心靈的視野一轉，心境開闊了，本身就有撫慰人心的效果，鼓起面對現實的勇氣，讓你在眼前的困境仍能懷抱希望。即使陷入看來無望的絕境裡，靜坐仍能爲你展現人生的意義，在跌倒後，補足勇氣，讓你繼續前進。但願你能每天練習靜坐，那是再好不過的了。

某家庭主婦問：多年來，我為嚴重的憂鬱症所苦，發作時真的很糟，那種感覺就像是連太陽都全然遺棄了我，我這麼活著一點價值也沒有。我全身無力、嗜睡、提不起勁，坐在窗邊呆若木石，徒然望著這世界半映在玻璃上的倒影，除了對自己、對世界的憤怒與憎恨之外，我感受不到一絲絲情感。我看醫生，也吃藥，總覺得還少了些什麼。我想知道靜坐能不能幫助我，至少幫我管住那些極端的念頭。

答：憂鬱、焦慮、躁鬱症等等心理疾病，可說是當今21世紀的醫療難題。在現代匆忙生活的影響之下，罹患心理疾病的年齡層也不斷下降。以我自己的經驗來說，處理嚴重的心理疾病必須雙管齊下，一是醫療，另一則是徹底更新心態與人生觀。前者不算太難，也有不少患者在優秀的精神科醫師和心理學家的幫助下獲益，這些諮商師都受過醫學專業訓練，懂得如何處理你所說的「極端的念頭」。

治療的另一面，也就是生命價值的全然改觀，包括徹底改變對自己、對這世界的看法，則是目前比較缺乏的一環。靜坐則可以做爲切入這一人生功課的工具，只要找到一位好老師，以及適合自己秉性與喜好的靜坐法，你就能步上靜坐之旅了。

請記得靜坐無關乎任何宗教，只是調伏心靈的修持，使我們在面對環境的動盪變遷時，能更適切地予以回應，培養出一種支持自己的評估現實能力，帶來健康、快樂、與充實的人生。

到最後，自我探索所生的喜悅，會遠遠超過可見的身心健康改善，而這在各方面改變人生的自我探索，最後化爲生命本身，成爲在你內心閃耀的光明和力量的泉源。

會有那麼一天，回首這樣的人生，你會感激生命中的種種挑戰，明白憂鬱症不過是推動你踏上一條全新人生道路的助緣。甚至，你還能夠幫助和你有同樣病症的其他人。

靜坐減少負面和毀滅性的情緒

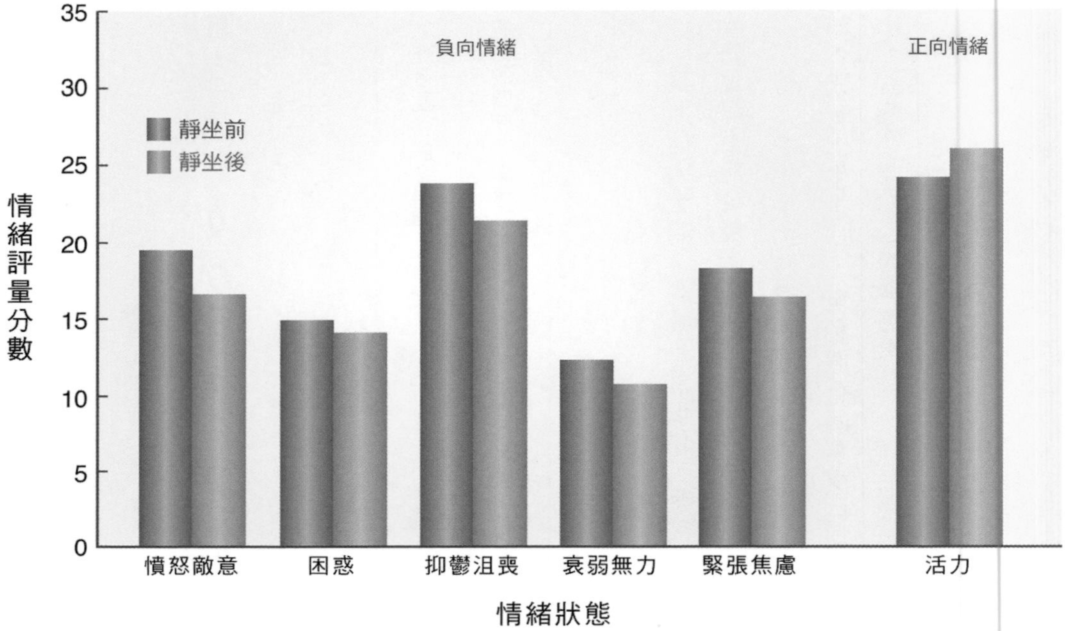

這個研究以中國大學生為對象，評估受試者調節情緒、心情、和態度的能力。研究人員提供一套身心整合的靜坐課程，教學生如何在悠閒放鬆和警覺清醒之間取得平衡，並在靜坐課程的前後以問卷評估學生自行調節情緒的能力。心境的波動和狀態，則以情緒評量表的得分來評估，結果發現負面情緒在靜坐前後有很大的不同。「憤怒敵意 」、「抑鬱沮喪」、「衰弱無力」、「緊張焦慮」的差異相當明顯，但「困惑」則沒有顯著差異。另一方面，正向情緒，如「活力 」在靜坐訓練之後則增加了。這意味著，短期的靜坐訓練可以提升正向情緒，同時顯著減少負向或具破壞性的情緒。

本圖經同意改繪自 Tang, Y.-Y. et al. 2007. Short-term meditation training improves attention and self-regulation. *PNAS* 104(43): 17152-17156. Copyright © 2007 by the National Academy of Sciences, U.S.A., PNAS 不為翻譯內容負責 .

03 靜坐——如人飲水，冷暖自知

作者註：許多問題反映出了大眾對靜坐的誤解，以為靜坐等同於宗教、神祕主義，甚至期盼帶來神奇的轉變。相信科學的懷疑論者，則多半覺得靜坐是不可靠的法門。以下選出的問答，顯示了對靜坐的種種疑問與探究。（楊元寧）

某退休人士問：我幾年前退休，發現身體的老化速度一年年地增快了，我聽說靜坐能延緩老化，這是真的嗎？

答：老化是你我早晚要面對的一種生理過程，沒有人能迴避。任何生命，既有出生之時，也必然有凋零之日。生命註定**無常**，我們不該試圖阻止，甚或延遲死亡的降臨。

雖然身體和心靈都會因老化而損耗，然而別忘了，心靈和身體不一樣，即使身體老化，心靈仍能保有年輕的活力。練習靜坐，或培養靜坐的心境，能讓心靈保持孩子般的柔軟開放。只要心靈對新的想法和生命的種種可能性仍能保持開放的態度，身體也會自然地隨著心靈而行。靜坐，是由心靈引導身體的；談老化，也別忘了心靈引導身體的同一前提。

某靜坐者問：我聽說過靜坐能神奇地改變身心，包括引發通靈能力、開啟第三眼、在半空中漂浮，甚至改變記憶和其他身體機能，這都是真的嗎？

答：靜坐改變的只是心靈，它本身是自我探索的過程，能開啓心靈的視野，看見另一層次的人生眞相。

雖說靜坐是一種讓人脫胎換骨的重生過程，但它與任何心理或靈通無關，更不應以靜坐做爲自我標榜的伎倆。相反地，靜坐的目的其實是拋開這個小小的自我，尋得內在的眞實自性。

確實有很多身心潛能是尙屬未知的，然而，只要能契入悠閒的心境，心靈自會發揮無限的可能性。倘若只專注於身心現象的變化，反倒容易眼花撩亂，而錯失了靜坐眞正的目的。

某天主教徒問：身為天主教徒，我總有靜坐屬於佛教修持的印象，如果要練習靜坐，我得放棄自己的信仰嗎？

答：喔！完全不是這樣的。靜坐雖然有其歷史淵源，但其實是相當科學而且確能發揮轉化效果的修持，才能代代相傳至今。靜坐帶來的變化有些是生理的，有些是靈性的，但這些變化全是因人而異，沒有一項必須非與宗教扯上關係不可的。確實，佛教是對靜坐的介紹最詳盡的宗教，也發展出一整套術語來引導後來的學人。然而，再強調一次，無論什麼宗教，都有自己的靜坐形式。

以天主教爲例，我認識不少神父和修女勤於靈修，常浸淫於靜坐的心境中。有些神職人員本身就是很棒的靜坐教師，不分性別和種族，立即浮現我腦海的就是17世紀的蓋恩夫人和當代的牟敦神父，這兩位都是在靜坐及相關領域中的熱心宣導者。

我也認識長期靜坐的無神論者，他們當然無需改變宗教傾向。

之所以提到這些，我的建議是，你大可保留自己的宗教信仰，但將重心放在所有宗教的相通之處。你會明白，靜坐的心境正是所有宗教的核心，而這樣的心境完全沈浸於慈悲、智慧、與喜悅之中。那份心意，猶如僕人渴望

幫助世人看見他自己親眼目睹的景象一般的全心全意。無論外在的世界如何喧嘩，這樣的心境始終是悠靜而喜樂的。

某科學家問： 我是受過科學訓練的，有兩個問題想要請教，一是靜坐是否和神祕主義及迷信有關？另一個問題是，靜坐有沒有科學證據的支持？

答： 你的問題恰恰反映出大眾對靜坐可能有的極大誤解，而且與事實相距甚遠。有很多科學家是偉大的靜坐者，而且也是很卓越的靈修者。從科學的定義來說，在相似的條件下，任何人用同樣的方法都可以追尋到眞理，就符合了科學精神。

同理，靜坐是有方法可循，只要實際去做，任何人都可以重複、體驗、並達到靜坐的目的。靜坐所引發的神經生理、內分泌、與心理層次的變化，都已有相當完整的紀錄，而且結果是可以重複觀察得到的。事實上，至少已經有上百篇科學論文探究靜坐。只要你去找，就能找到。

更重要的是，身爲科學家，我建議你「以身試法」，自行驗證靜坐的效果。好的科學家會自己尋找解答，而非對眼前的所知所見照單全收。透過靜坐，發掘你自己，你可以自己找出靜坐這門科學的定義！

某工程師問：我聽過你多場談靜坐的演講，每次你都會舉出大量的醫學和科學數據，以證明靜坐的成效。我想，從我聽到、看到的數據，我可以代你答覆前一位提問者的疑問：是的，靜坐相當科學，能引發許多生理醫學上的變化。但是，我也發現，你一再的告訴我們，別在意那些醫學和科學數據，最好是親身去體驗靜坐。我想問的是，這兩種說法有無矛盾之處？

答：靜坐本來就是如人飲水，冷暖自知，一定要親身去體驗的。這一事實，是不會因爲靜坐是否得到了科學數據的支持，而有所改變。正因如此，多年來我不斷開設靜坐實修班和體驗課程，介紹靜坐的各種技巧、以及其所引發的身心變化和成效。這些知識性的資料，可做爲初學者深入探索靜坐的指標，讓靜坐不再只是書上的理論，而能融入成爲生活的一部份。

可惜的是，我們的頭腦通常過度質疑，需要一點震撼才會對靜坐產生興趣。我們從小不斷被「科學至上」的觀念洗腦，無論追求或探尋什麼，就連靜坐，都要有科學證據才能接受。所以，即使我深知一次只能探索一或兩個變數的科學研究不足以描述靜坐經驗的全貌，還是會在講座裡一再提及靜坐的科學和醫學基礎，並以科學家和醫學博士的身分，在科學期刊上發表靜坐的論文，希望能讓科學主流接受靜坐這一主題。

對於像你這樣的靜坐學習者，我誠摯地希望，無論你從科學或醫學期刊裡讀到了什麼，都要相信自己的直覺和親身的體驗。

某音樂家問： 聽完這些討論，我對靜坐非常的好奇。我不覺得自己有任何疾病或身心上的問題，所以也不怎麼期待靜坐所帶來的療效。這樣的話，靜坐能帶給我什麼？

答： 你能聽完整場演講，並提出這個問題，在此要恭喜你，你與靜坐有個機緣，這表示你有心想要接觸靜坐。看看周圍的一切，你所見的、所聽到的，當作唯一人生眞相的一切，眞的存在嗎？或許，只是或許，你有機會揣摩出一個更大的生命藍圖，活出你眼前未曾意識到，但憑直覺就能感受到的種種人生意義和可能性。

你的心最爲清楚，它會引領你走向人生眞相。

每個人都能靜坐，但比起靜坐本身，領悟人生眞相才是首要之務，而這一點不是非要透過靜坐才能達成的。請記得，靜坐只是一種引導方式，讓心靈得以止息並沈澱諸多紛飛的雜念。完全止息的心靈自會開啓，那是一種沛然莫之能禦的本能，而且是情不自禁的反應。

04 靜坐的基本概念

問：靜坐究竟是什麼？

答：靜坐可以是一種技巧、過程、或是成果。

就技巧而言，靜坐需要練習，有多少種靜坐技巧，就有多少種收攝感官的方式。

就過程而言，靜坐本身是一種能引發身心靈變化的轉化經驗，有些變化是可逆的，有些變化是永遠的。

就成果而言，靜坐能帶來一整套全新的價值觀、賦予全新的意義，使人對生命的觀感煥然一新。

問：但是，我們聽說的靜坐多半只是不同宗教流傳下來的各種技巧與姿

勢，這是怎麼回事？

答：現在一般的靜坐教學，確實有很大的問題。對大多數人而言，靜坐只是一種身體的操練，把腳和身體擺出某種固定的姿態、坐多長時間、或比賽專注力的心理練習，靜坐本身雖然離不開技巧，但它本身其實是更寬廣的。以我自己的經驗來說，若想要找出人生的意義，靜坐是最有效的方式。

問：既然如此，為什麼你花這麼多時間傳授各種不同的姿勢？

答：主要是爲了健康的理由。我身爲醫學專業人士，健康問題是我最優先關注的焦點。

練習靜坐確實有許多健康的好處，我們很難想像哪個身心均衡的健康人士，少得了靜坐的鍛鍊。對初學者而言，即使只是把姿勢擺正，也能使健康大爲改善。

適當的靜坐姿勢本身，就是我多年來推廣的眾多**具有療效的姿勢**之一。就我多年來所見，靜坐的姿勢本身是具有療效的！光是坐直，讓脊椎、頸部、骨盆落在自然的弧度上，就能讓五臟六腑各就各位。這種**身體結構的重新調整**讓心靈更能專注，也是返老還童的第一步。

問：這麼說來，坐姿是靜坐的必要條件嗎？

答：我過去在各地的演講一再提到，任何姿勢都能練習靜坐，甚至可以完全不管姿勢！無論將靜坐視爲修練還是技巧，它的心理鍛鍊成分都遠高於身體鍛鍊，而成效則遠遠超越了心理和身體的層次。或許，這個說法聽來有些自相矛盾，反而容易把人給弄糊塗了，我們先回來談基本技巧就好。

問：你的答覆確實把我搞糊塗了。那麼，靜坐是否無關乎任何姿勢呢？

答：我前頭提過，靜坐可分爲技巧、過程、和成果三個層面。就技巧而言，靜坐可說是一種集中心靈注意力的心理鍛鍊。然而，必須先調伏身心，才能有效從事這一心理鍛鍊。換句話說，身體是會影響心靈的，反過來說，心靈當然也會影響身體。

有些姿勢可以幫你更容易進入專注而放鬆的心理狀態，所以，我才會將姿勢的介紹放在第一位，而且很樂意在公開場合示範正確的盤腿坐姿。這一姿勢不僅能加深靜坐的心理效果，也能帶來一定的健康益處。

只要抓到要領，你也可以躺著靜坐，事實上，對於無法坐直的朋友，我早就建議可以躺著進行。當然，也可以在椅子上練習靜坐，這也是可行的。

盤坐的靜坐姿勢

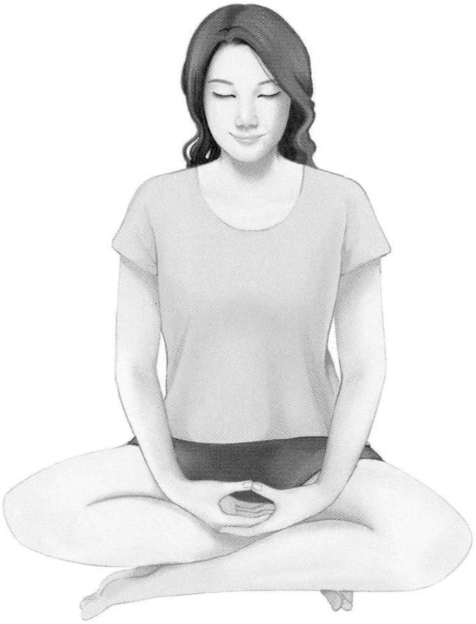

散盤

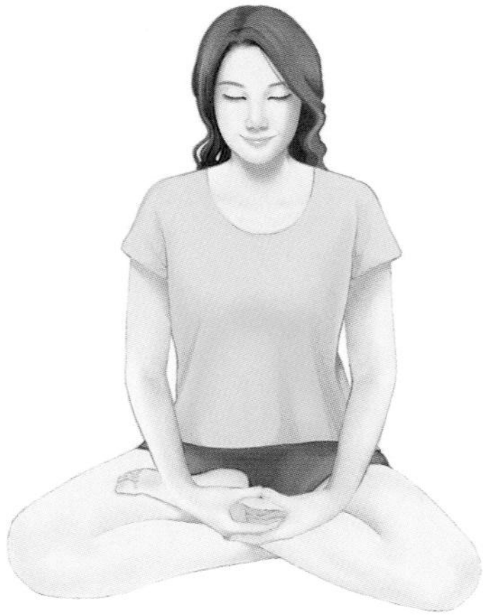

單盤

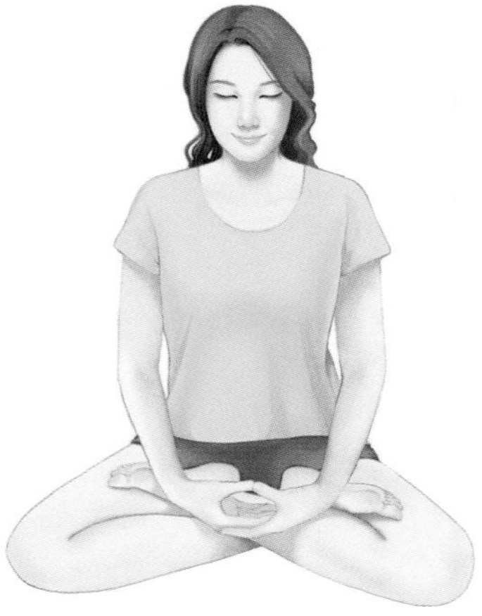

雙盤

但是，重點仍在於找到一個安靜的空間和時間，讓你能安心地每天練習靜坐。安頓好你自己的**神聖空間**，妄念紛飛的情況會好很多，心靈也更容易保持清明。

問：回到姿勢，頸部和頭部的姿勢有多重要呢？

答：非常重要。從健康的角度來談，我們這一代在桌前辦公的時間太多了，上半身自然會習慣往前傾，而使得頭部和頸部偏離了正常的位置。正因如此，我自己喜歡用靜坐的坐姿來矯正這一前傾的慣性。

頭頸部若擺對了位置，會讓人覺得自己有略往後傾的感覺。如果這麼說還不夠清楚，你可以試試抵著牆壁，坐直身體，就會明白了。你也可以用鏡子幫助自己修正姿勢。接下來，略略收住下顎，閉眼或將目光收在前方約 **45** 度角的地面上。以這個方法調整頭和頸部的角度，能讓身體回到最自然的位置，也會讓你覺得更舒服。

問：背和腿呢？

答：最重要的是，在臀部下方放一個柔軟的坐墊。大多數專業人士的身體通常比較僵硬，特別是男性，骨架也較大，應該留意坐墊的厚度要能夠足

以保護尾椎骨。至於腿，可以盤起來，單盤（一條腿平放在另一邊的大腿上）或雙盤（兩邊的小腿交叉，平放在對側的大腿上）都可以。

問：那麼，手該怎麼擺？

答：雙手可以放在膝蓋或大腿上，手掌向下，隨意的放鬆，只要覺得自然就好。此外，也可以將兩手的手掌朝上相疊，一如佛陀的禪定印，讓雙手的拇指輕輕頂著，其他手指自然伸直，兩手安放在大腿之間。

問：你說的禪定印，哪隻手放在上頭？這很重要嗎？

答：對初學者而言，哪隻手在上頭一點都不要緊，只要安定在你最舒適的姿勢，就會發現有時雙手會自己換邊。然而，靜坐再深入一點之後，你會開始感受到微細的能量，也就是所謂的氣在身體各處流動，包括雙手，而手印的姿勢能接通氣的循環，讓氣的流動更順暢而沒有阻礙。到了這個時候，你會很自然的找到身體最舒適的姿勢，包括手的姿勢。

問：該穿什麼衣服靜坐，有特別需要留意的嗎？

答：儘可能穿著寬鬆舒適的衣服，靜坐時身體會放鬆，毛孔也會張開而

禪定印

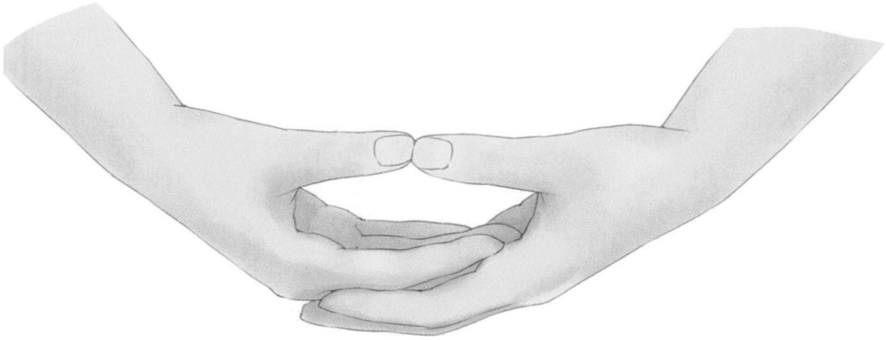

容易著涼。所以，衣著保暖是很重要的，我通常會建議搭一條大毛巾在腿上。同樣地，在天氣變冷時靜坐，拿條毯子披在身上會比較合適，尤其注意背部不要著涼了。

問：找到舒服的靜坐姿勢後，還有什麼要注意的嗎？

答：有一個簡單的練習，能幫助你放鬆，集中心靈的注意力。你可以一一掃描全身，由頭頂一路往下，直到腳趾。觀想身體的每一部位，例如眼睛、鼻子，只要輕輕將這一部份的身體「放下」，一路往下練習，直到腳趾也「放下」爲止。你可能會想要繼續練習，多做幾次，讓心靈進入止息的狀態。

問：是否需要在特定的時間靜坐？

答：初學者可以找一個方便的固定時段，隨時練習靜坐。換句話說，如果你覺得早晨的時間比較充裕，就在早上靜坐。如果喜歡在睡前靜坐，也是可以的。然而，就像手的位置一樣，在深入靜坐之後，你會發現一天中有某些時段，是與靜坐所引發的身心變化更相應的。這是因爲身體本身有微妙的晝夜節律，在一般情況下常因太細微而感覺不到。但是，在身心變得輕安之

後，我們的覺察力也會更敏銳，不只是身體的節律變得明顯，還會引發一些變化，而必須微調靜坐的方式，包括練習靜坐的時段也可能會跟著變化。

問：靜坐每次應該練習多久？多長時間練習一次？

答：只要有空就可以練習靜坐，若每次能靜坐二十分鐘，會有很大的益處。若能坐上一小時，進步會更快。這是因爲在我們繁忙的生活步調下，心靈需要時間才能安定下來。

不要忘了，正確的坐姿本身就有療癒的效果，光是讓心靈在這一姿勢下伸展開來，就能得到許多健康的益處。

05

靜坐技巧介紹——呼吸

問：能請你介紹一些靜坐的技巧嗎？

答：市面上已有許多介紹靜坐的書，很容易取得。我自己也主持過不少研討會和公開演講，這些多半都有錄影，也製作成DVD，我還寫文章介紹靜坐的技巧，我非常鼓勵你參考這些教材。不過，在這裡我先做一些簡單的說明，應該可以做爲參考，幫助你更輕鬆地理解靜坐的操作原理。

再強調一次，所有的靜坐技巧，都會運用至少一種感官來收攝我們的注意力。我發現，在這個時代，呼吸本身正是最合適的靜坐主題，也就是在靜坐時，將注意力集中在呼吸上。

我們現在來談談以呼吸提升靜坐專注力的各種技巧，光是簡單的呼吸本

身就足以收攝多種感官，在此先介紹兩種入門的技巧。

1. 數息：

輕輕專注於吸氣與吐氣，把注意力放在鼻尖或**下丹田**。下丹田是道家的術語，也就是氣或生命能量的根源，可以想像成在肚臍下方約三指寬的位置或肚臍和恥骨的正中央。

每一次吸氣，只需知道自己在吸氣，觀察吸氣的過程，直到吸滿了氣為止。呼氣時，開始數「一」，直到吐完氣為止。重複同樣的吸氣、吐氣循環，同樣的，吸氣，吐氣時數「二」。

每個吸氣吐氣循環計數一次，只有呼氣時才計數，直到數完「十」為止，再回到「一」重新計數。不斷重複「一」到「十」的吸氣吐氣循環，直到靜坐時間結束。

這過程愈來愈熟練之後，可以開始留意呼吸的質地，留意一呼一吸之間隨之而來的溫暖、微微刺痛、以及其他伴隨著呼吸而來的各種感受，就像母雞呵護小雞一般，留意所觀察到的每一個特質。這一觀察可以延伸至整個吸氣和吐氣的循環。將數息的過程慢慢拖長，直到把氣吐完，數到呼氣和吸氣

之間的那一個空檔爲止。

在練習數息的過程中，不需要干擾呼吸的過程。只需要扮演一個被動的旁觀者，看著電影劇情慢慢展開，跟著一呼與一吸，不需要跑進電影裡去當工作人員或演員！

如果心思飄散了，輕輕把它帶回當下這一刻。當下這一刻只是數息。分心了，就回來數息，除了數息之外，沒有什麼好忙的。以同樣的方式，反覆處理分心的問題，一發現就回來數息。不需爲老是分心而自責，只需要知道剛剛分心了，然後把心輕輕帶回數息這個方法。對你而言，全世界只剩下一件事，那就是數息。

這就是數息法。

請記得，這一簡單的方法會用到兩種感官：**呼吸的觀想以及數息的思惟**。修得深入了之後，還會用到其他的感官，舉例來說，覺知到溫暖、刺痛等等發生於表面的觸感。

2. 觀息：

這可說是熟練於數息法之後，自然衍生出來的方法，讓心靈觀察呼吸的

整體和片段的特質。同樣的，你可以將注意力放在鼻尖或下丹田，你彷彿站在鼻尖或下丹田這一制高點上，觀照著自己呼吸的過程——全心觀照吸進來的氣，全心觀照呼出去的氣。

緩慢但仔細地注視著隨這一呼一吸而生的所有覺受，但是，不要干擾呼吸的自然過程。吸進來的氣是暖還是冷？是長還是短？這氣息令人愉悅嗎？只感覺到呼吸本身，還是同時有其他覺受呢？就這樣，緩緩地長養一呼一吸，同時留意伴隨著呼吸而來的種種特質。

隨著心靈逐漸平靜，特別留意在呼氣結束時，到下一次吸氣之前的短暫停留。

和之前一樣，輕輕地剖析這段「暫停」的性質。不需要試圖延長或縮短，只需觀看。這個方法也稱爲「觀息」，梵文稱爲「*anapana*（**安那般那**）」，也是觀照過程所自然演變出來的。

同樣地，和之前提到的一樣，要是心靈散亂了，你只需要知道這一點，並把注意力拉回來觀照呼吸，就可以了。等會兒，還是一樣會有雜念浮出來，只要知道了，再次回到觀息這個簡單的方法就好。就這麼繼續下去，直到這廣闊的宇宙只留下一件事，那就是你的呼吸。其他的一切，你都知道，

但你會回到呼吸裡。就這麼繼續下去，將注意力收攝到一個點上，這個點就只是你的呼吸。這是你唯一要進行的修練。

無論有多少雜念紛飛，只管鍥而不捨地堅持下去，心靈終究會恢復平靜。我在此不會多談當心靈完全契入一呼一吸，與呼吸完全合一，直至「無息」可觀時的境界。你必須自行探索身心合一所帶來的全然幸福和輕鬆感。這與數息並無多大不同，你必須自己發掘，一心一意的專注於數息直到無息可數時究竟會發生什麼。這聽起來很矛盾，會不會？

從另一個角度來談：由數息演變出來的**觀息**，特別將注意力集中在一呼一吸間暫停的瞬間，其實就是融合了「觀（*vipassanā*）」和「止（*śamatha*）」的止觀法門，因爲觀息法結合了兩大靜坐法而非常有效，正因如此，諸多聖哲不約而同地傳授這一法門。

問：哇，靜坐這麼容易就能帶來你所說的喜樂和放鬆狀態，我好嚮往！這是每個人都能達成的境界嗎？

答：我眞後悔剛剛說了這些，因爲我最不希望的就是將你的心導向對靜坐體驗的期待。我只想鼓勵你去嘗試靜坐，至於靜坐過程可能感受到的喜

樂、平安、或各種千變萬化的覺受，其實一點兒都不重要，充其量只是心靈的副產品，一旦出現這些覺受，其正確的態度是不迎不抗，只要不斷回到數息或觀息的方法就好了。

無論這些心理的感受或身體的反應是多麼強烈，只需知道現在有此感覺，就再回到方法本身，若能這麼一心一意地堅持下去，心靈的突破將是難以用言語形容的。請記住，我們不是爲了這些覺受而靜坐，它們最多只算是副產品，反而是需要被摒除的。

問：我常常分心，雜念不斷，該怎麼處理？

答：每個人都會分心。事實上，即使經驗再熟稔的禪修者也無法避免。你練習得愈深入，分心的意念會變得愈細微。看看這杯水，分心就像塵埃一般，終將沈入杯子的底部。靜坐只是誘使心靈專注於一物而不再分心於其他事物的把戲，就連靜坐時「專注於某物」本身說到底也算是一種分心，只是靜坐本身比雜念更有秩序、更有結構罷了。

唯有聚精會神在某個目標上，靜坐至此才有引發身心合一的效果，接下來有趣的事情才開始。到最後，就連靜坐的對象也消失了，心靈眞正的空

了。所有靜坐技巧都會走到這一步上，只要你持之以恆、鍥而不捨，根本不需爲結果或過程而煩憂。

問：雖然我練習靜坐很久了，但還沒真正體會到你剛剛所談的境界。我該調整我的靜坐方式嗎？

答：你只需要繼續堅持原本的靜坐方法，無需因別人談的境界而擔心。讓這整個世界只留下靜坐一事，這是唯一眞正有意義的。一心一意地堅持下去，倘若又迷失了，只要提醒自己再次回到靜坐。這很可能是你練習靜坐時，所需要的最重要的一個提醒。

無論什麼技巧都會有成果，但是，若任由自己屈服於執著和自我懷疑的天性，什麼方法都不會管用的。

06 爲何要強調呼吸的方法？

問：你在研討會和演講中，總是提醒聽眾不要一直變換方法，而是要求每個人只專心練習一種靜坐方法就好。你不覺得，對生性好奇的人，方法上多些變化是好的嗎？

答：靜坐是一趟自我發現的旅程，相信這句話你已經聽我說了很多次。也就是說，靜坐並不只是一個端坐不動的機械式過程，也不只是一項心理練習，而很可能是你這一生所能做的最嚴肅、最認眞的努力。

一心一意地踏入靜坐，你等於向全宇宙宣告了想要改變人生、渴望了解眞相，除了人生與存在的眞相以外，一概不取。雖然各種靜坐技巧都能獲致成果，倘若把寶貴的時間浪費在嘗試層出不窮的新方法，反而只會原地踏

步。這僅僅是因爲，任何技巧都需要時間和不斷的練習，才能臻至完美之境。一心一意地往目標前進，你自然會明白，所有的技巧本質上都是一樣的。你不需要四處尋法，到頭來，自會掌握每一種方法的訣竅的。

問：倘若如此，為什麼你對呼吸的強調總是勝過其他方法，為什麼把呼吸當作入門教學的首選？

答：其實任何靜坐技巧都是有效的。然而，我一再強調呼吸是基於健康的理由，是因爲呼吸技巧能夠更快帶來健康的效益。以呼吸法靜坐時，呼吸的節奏會自然地慢下來，使身體進入更放鬆和平衡的狀態。這原理和副交感神經系統有關。

此外，靜坐的時間一長，身體會進入代謝速率較低的狀態，呼吸也變得悠長，而觸發一系列的放鬆反應，遍及全身。只要繼續靜坐，更熟悉這種放鬆的呼吸狀態，身體一整天都能自然保持放鬆。悠長而緩慢的呼吸成了你的一部份，隨時提醒你回來這個輕鬆的平衡狀態。

從另一個角度看，呼吸是個很有意思的現象，它是少數既可由意志控制，又可以不被意志控制的生理功能。換句話說，我們很容易就能控制呼

橫膈膜呼吸

艾倫．海姆斯博士（Dr. Alan Hymes）在《呼吸科學（*Science of Breath*）》中提到，不光是情緒起伏會引發呼吸韻律的變化，「呼吸模式的變化也可以改變情緒及生理狀態」。因此，呼吸可說是最容易切入副交感神經系統，解決身體和心理障礙的方法。唯有正確的呼吸，才能讓心臟和肺臟有效率的交換氣體，並能對生理和情緒健康發揮正面的影響。

但是我們大多數人呼吸時只動用到胸部，而未用上橫隔膜。

「胸式呼吸」時，只有胸壁的擴展和收縮，在所脹縮的肺部中間位置，氣體交換的生理效率並不理想，因為肺的這一部份和血液的接觸面積較少，無法促進氧分子進入人體。

研究也已指出，焦慮和這種頻繁的淺快胸式呼吸有關。有一種常見的「奇異式呼吸」則是在擴展胸部的同時，腹部卻收縮了，這一來，透過呼吸帶入身體氧氣的能力就更弱了。這種呼吸往往是壓力或受驚之下的產物，身體逐漸習慣這一呼吸模式之後，就不再主動去調整了。

同時擴張、收縮胸腹的「橫隔膜呼吸」，效率雖然最高，卻需要有意識的主動調控。在肺的下半部有較好的血液循環，呼吸時透過胸腔下方的擴張，可以獲得較佳的氧氣交換。事實上，這種深層的呼吸模式是嬰兒階段最自然的呼吸模式，但隨著年齡增長，我們的交感神經常處於興奮狀態，反而逐漸習慣了奇異式胸部呼吸。

我們鎮日活在典型的「打或逃」反應之下，必須有意識的重新學習橫隔膜呼吸，以正確的呼吸技巧吸入更多的氧氣，提升氣體交換的效率，將自己帶入更加放鬆而穩定的狀態，以穩定而深入的呼吸引導情緒，讓身心和諧一致。靜坐能將腦波由 β 波減緩至 α 波，靜坐更深入時，則會出現 θ 和 δ 波。

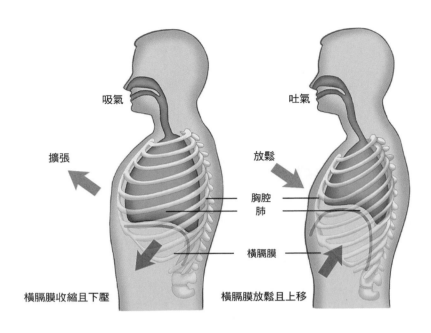

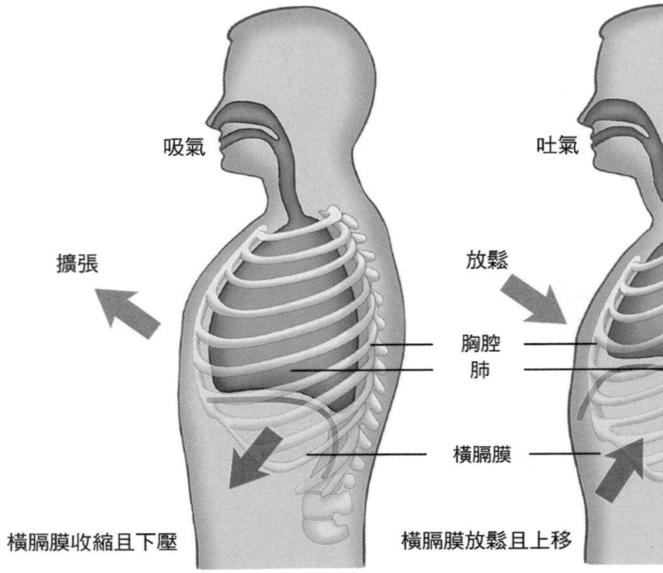
吸氣
吐氣
擴張
放鬆
胸腔
肺
橫膈膜
橫膈膜收縮且下壓
橫膈膜放鬆且上移

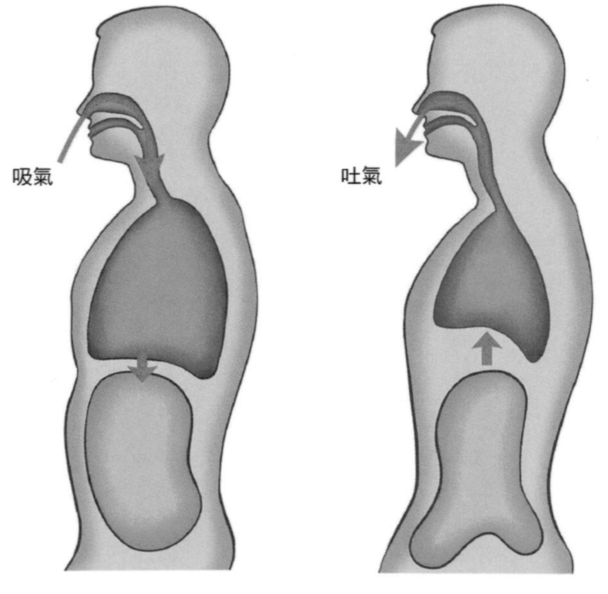
吸氣
吐氣

鼻孔交替呼吸法（शोधन प्रानायाम）

除了瓶子瑜伽之外，另一個能幫助靜心的呼吸法是「鼻孔交替呼吸法」，梵文稱之為「*Nādi Shodhana Prānāyāma*（शोधन प्रानायाम）」。

練習時，以舒適的散盤坐著，將左手自然的放在左膝上，舉起右手，放在面前，以右手拇指按住右鼻孔，氣息由左鼻孔先呼出、再吸入。吸滿氣後，以無名指按住左鼻孔，同時放開拇指，以右鼻孔呼氣。習慣之後，可以在吸飽氣、以無名指按住左鼻孔時，先不鬆開右鼻孔，而是保持閉氣，再默數幾下。在閉氣的難受感出現之前，鬆開右手拇指，讓氣息由右側鼻孔呼出。

熟練了上述步驟後，可以用吸氣、閉氣、吐氣各為 4：16：8 的比例來練習，若要增長時間，就按照這個比例來增加。再用右鼻孔吸飽氣後，以大姆指壓住右鼻孔，鬆開無名指讓左鼻孔吐氣，然後重複以上步驟。

這一呼吸法對身體能產生立即的效果，抑制交感神經系統而活化副交感神經系統，讓體內充滿新鮮的氧氣。這一呼吸法除了能緩解過度思考、幫助放鬆、平復情緒、改善睡眠品質之外，還能活化左右兩邊的大腦，並淨化身體。

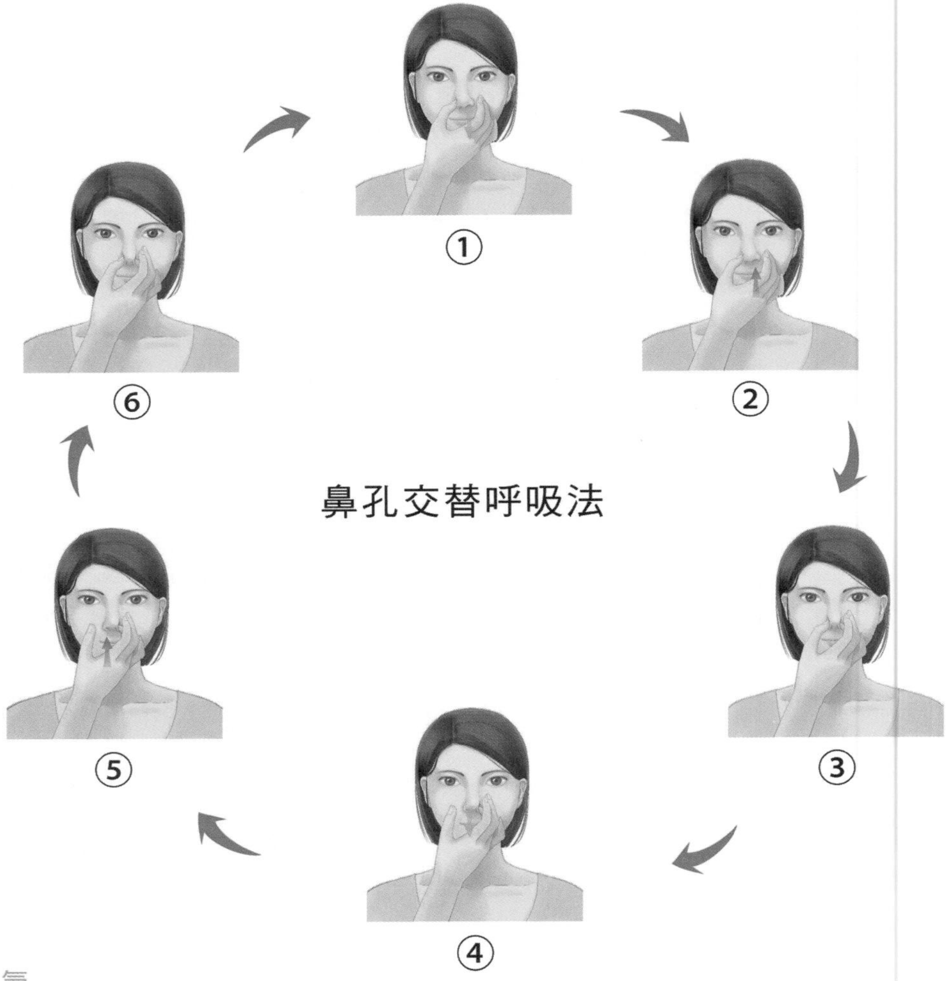
①
②
③
④
⑤
⑥
鼻孔交替呼吸法

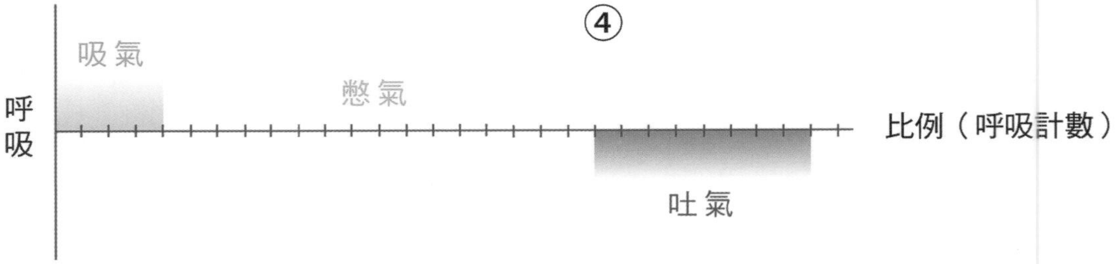
吸氣
憋氣
吐氣
呼吸
比例（呼吸計數）

吸，但即使不以意志控制，呼吸也不會停止。相較之下，心跳的控制就做不到這個地步。每分鐘，我們呼吸約8～16次，這樣的次數很適合做爲觀照的目標，因爲現代人的注意力無法維持太久。

呼吸就像是隨意和不隨意控制之間的十字路口，是最適合練習意志制約的工具。我們之前介紹過瓶子瑜伽，這是一種憑意志進行的屏息練習，能放鬆身體，減緩新陳代謝的速度。瓶子瑜伽好比隨意及不隨意呼吸之間的橋樑，以意志控制呼吸的練習方式，讓新的制約滲透到呼吸的所有面向，包括不隨意呼吸。

有好幾種瑜伽都是從呼吸下手的，共同之處都是透過呼吸制約，使此一全新的制約可以持續一整天，甚至滲入睡眠裡。因此，我們可以用呼吸訓練身體，延長這種透過制約而達成的放鬆狀態。

當然，今天的靜坐不需要談這麼多，這裡的練習只要求我們把注意力集中在呼吸，此外無它。然而，搭配瓶子瑜伽或其他瑜伽的修練，呼吸靜坐不只能有效的調控呼吸，更能調控全身的**動態平衡**或**均衡狀態**。我們未來還有機會深入介紹，調控人體代謝速率對健康的影響。

07 呼吸，不只是呼吸——靜坐的基本要領

問：要是有人無法專注於呼吸，或無法觀照呼吸的話，該怎麼辦？你會建議其他方法嗎？

答：你剛才所說的話，或許是初學者最常用的藉口，他們多半以爲總會有方法更適合自己的秉賦和性格。一般來說，最有挑戰性的方法到頭來通常是最管用的。一個好老師會立刻認識到這一點。你的問題或許還有另一個涵義，想知道有沒有別的方法，不像呼吸靜坐那麼的需要專注觀照。這種想法當然是錯的。有效的靜坐必然是專注和觀照兩種練習的結合，雙管齊下，終究會有突破的。

所以，我要再次提醒，所謂「平易近人」的方法，不見得是最適合的。

初學者千萬不要只因爲某個特定的方法看來簡單易行，就抓著它不放！

問：或許我該重問一次，除了專注於呼吸的靜坐之外，是否有其他靜坐方式，是同樣可以發揮益處的？

答：所有靜坐都運用感官，做爲疏導注意力的門戶，直到當你進入到聚精會神或明晰觀照的狀態時，就可以將粗重的注意力引導成爲極細微的觀照力。

爲此，你可以運用一個、兩個感官、甚或多種感官來疏導注意力。訣竅是讓心靈在靜坐過程中，一再進行相同的練習。以這個角度來理解靜坐，你會發現，眼、耳、鼻、舌、身、意六種感官，可以排列組合出無限的可能，任一個都可做爲有效的靜坐技巧。

問：一個好的老師是否要有識人之明，能看出學生的秉性和根器？

答：老師的角色遠不止於此。首先，你必須了解，從存在的角度來看，我們每個人不過是過去種種影響和關聯的多重組合。而所謂的「過去」，很可能遠超越我們大多數人所認知的時空概念。我所說的其實就是**業力**，各位可能對這個詞不以爲然，覺得宗教味很濃厚，但業力一詞對我而言完全是科

學的，它不過是物理世界的一個基本原則。

回到你的問題，現代人有很多身心問題，都可能源自於過去的經驗，更具體地說，是源自於過去的能量阻塞而形成的**心結**。打通這些心結，通常能帶來身心的釋放。這些心結如果從未鬆脫開來，一定會造成身心的束縛。可以這麼說，靜坐的目標是讓人從所有過去的束縛中解脫。

一個好老師必須以溫和而有趣的方式，細心地引導學生通過這些過去所埋設的雷區，別忘了，這些雷區很可能連學生本人都意識不到。過程大致是這樣的：好老師會先讓學生喜歡練習靜坐，就像父母拿糖果做爲孩子完成任務的獎勵，接下來才會逐步讓學生一點一點看出自己的侷限和心結，卻不至於產生不堪重負或窒息之感，如果不是由經驗熟稔的老師細膩地留意學生的進展，很可能就這麼把學生嚇跑了。

某些靜坐技巧更是需要注意這一點，因爲這些技巧特別容易勾出內在的心結。其實，學生的靜坐過程若有太多的負面經驗，反而容易產生厭惡感。但是，老師的鼓勵和眞心支持是幫學生跨越障礙的一大助緣，無論所選擇的修法一開始有多難，學生到頭來總是獲益匪淺的。

希望這些說明能讓你對這些技巧有更好的認識。

問：真沒想到，靜坐能這麼開啟通往各式各樣的人生功課的大門，真是太了不起了。我現在很清楚，靜坐並非一般人以為的只是一種心理鍛鍊，而師生之間的真誠互動，能夠做為推動學生進展的動力，也相當令人嚮往。但是，同時我也害怕，靜坐既然是通往身心關鍵領域的心靈窗口，這樣的心靈之旅對大多數人會不會太過沈重！有太多未知，太多要學的功課，不只是靜坐在那裡而已！

答：沒錯，這也就是我們所要談的。你現在應該能夠體會到，爲何我急於傳播靜坐的正確觀念，正因如此，更有必要破除長年籠罩於靜坐的諸多誤解。

少了對這些觀念的正確理解，靜坐不可能發揮作用，只會淪爲沒有方向、沒有目標的照表操課而已。諷刺的是，如果眞懂了今天所提到的這些觀念，根本不需要靜坐，因爲靜坐不過是這一領悟的一種展現方式而已。這麼說能明白嗎？

問：你要說的是，清楚了解靜坐的目的，體會靜坐對身心整體的真正涵義，比形式上的練習更為重要。

答：完全正確。正因如此，我才一再強調，靜坐技巧的說明是隨處可得的。但是，倘若不知爲何靜坐，對靜坐背後的涵義也矇矇懂懂的話，到頭來可能只是徒然將寶貴的光陰虛擲於毫無進展的枯坐罷了。另一方面，若眞能一點就通，也沒必要拘泥於任何一種靜坐技巧。畢竟，已悟之人無時無刻不在靜坐心境之中。

說了這麼多，我還是建議初學者就坐下來，直接練習靜坐吧。讓理論與實務攜手並進，親身體驗靜坐的種種善巧轉變！

08 放下——沒有方法的方法

問：你再三提醒我們貪多而不求專精的風險，既然你認為呼吸算是很有代表性的靜坐法門，那麼我們還需要認識其他古人流傳下來的靜坐方法嗎？

答：我覺得有一個方法特別適合我們這個時代，簡單來說就是沒有方法的方法，也就是「**只管打坐**（shikantaza）」，現在就請大家閉上眼睛，嘗試一下。

請閉起眼來，以舒服的姿勢坐著，盤起雙腿，將手輕輕放在膝蓋上，也可以在兩腿間結一個手印。若不盤腿，在椅子上舒服地坐著也行，兩腳平放在地上。不然，躺在床上或地板上也行。

在心裡一一掃描自己身體的各部位，從頭頂開始，向下移動，直到腳趾

為止。順著你所觀想的部位，到了眼睛就提醒自己「眼睛放下」，再往下到了鼻子，就提醒自己「鼻子放下」，以此類推，直到達到腳趾為止。你可能要重複這整個循環一至兩次，才能消解你帶進靜坐的緊張。

接下來，眼睛仍然閉著，讓意識回到你的內心，只看著念頭的來來去去。你不需要有任何反應，不需要處理這些念頭。只是溫柔地注視著這些念頭，知道它們存在，不需要去掌握念頭，也不用轉念，更不需要推開這些念頭。輕輕提醒自己，你只是一具屍體，屍體早就沒有什麼好忙的了，當然沒有什麼好在意的，至少不會在意這些念頭！

不需要跟自己解釋靜坐的方法，沒有什麼是重要的！宇宙對這具屍體毫無興趣，屍體也不會把這宇宙放在心上！事實上，整個宇宙都引不起屍體的興趣！就以這樣的心態，持續這個沒有方法的方法。若分了心或雜念湧現，就讓它去吧，你知道的，屍體不會在乎這些。

只管打坐，那是你眼前唯一的一件事。整個宇宙都消失於打坐之內，只剩下打坐這件事。如果你是躺著的，也是以同樣的心態應對，只管躺著。

許多感受會襲上心頭，或許是喜悅、悲傷、呆滯、無聊、疼痛、刺痛等等，無論什麼情緒，只要單純知道它們在那兒就好，不要試圖攀附任何經驗

或覺受，只要把心思帶回你正在練習的靜坐。很快地，你會發現這些感受已經消失了，就像這些感受之前的念頭一樣，早已不知到哪裡去了，而你根本沒有做過什麼。種種感受，和念頭一樣，自由地來來去去，根本與你做了或不做什麼無關。

這沒有方法的方法，就是流傳已久的「只管打坐」無上法門。

問：若以這個方法靜坐，需要主動壓制念頭嗎？

答：不需要，你只需要輕輕鬆鬆地讓念頭自由的來來去去，任何想要化解或壓制雜念的念頭一出現，就偏離了這個法門的精髓。然而，倘若你發現自己已經偏離，只要輕輕鬆鬆地回來，繼續前進就好。

如此修練下去，你的觀照力會愈來愈微細，意識到自己是怎麼地追逐著一個又一個念頭而不自知。隨著觀照力愈修愈敏銳，你會突然意識到，其實生活中沒有一刻能徹底空掉這些念頭。你的心靈愈來愈清明，到頭來只是一個任由念頭來來去去的通道，隨著時間過去，就連通道也說不上了，連所謂的心靈都消失了。只要不屈服於分心的誘惑，你就會發現，接下來還有不少有趣的事在等著你。

問：這個方法完全不管呼吸嗎？

答：沒有一個方法是和其他方法完全無關，所有的靜坐法門都有相通之處。當你只管打坐時，呼吸速率便會自然放慢，時候到了，你也會觀照到呼吸的狀態。察覺到呼吸時，同樣把心帶回你的練習，也就是「無論什麼都無所謂」的身心狀態，包括呼吸。

問：這個方法聽起來很簡單，為什麼沒那麼常聽說呢？練習時會有哪些困難？

答：精確來說，因爲這個方法太簡單，而使得修法之人常落入昏沈的陷阱，很容易打瞌睡。這個方法需要一顆清明的心，既不壓制念頭，也不昏沈，只是泰然自若地觀照所有來來去去的念頭和感受。

09 白骨觀

問：到現在為止，你已經介紹過了幾種不同的靜坐技巧，你覺得還有其他方法是有代表性或有效的嗎？

答：我以前對於注意力無法集中、身體氣脈不通且缺乏活力的人，曾經推廣過一個特別的方法，就是著名的「白骨觀」，這也是佛陀在經典中傳授的法門，我們可以一起練習看看。請閉上雙眼，仔細聽著我的引導，一起進行。

閉上眼睛，將注意力集中在左腳大拇趾上，觀想這個腳趾，留意它的形狀、輪廓、色澤、外形等等細節。在心裡全神貫注地慢慢觀想這個拇趾，然後觀想這個拇趾愈來愈靠近，彷彿腳趾就在你眼前一般。

接下來，觀想剝開腳趾的表皮，你可以看到底下的組織，再一層一層地

慢慢剝開，先是表皮下的真皮層，然後是肌肉、肌腱，最後到骨頭。觀想這個趾骨的顏色白得發亮，不僅如此，閃亮的趾骨周圍還放射出一層光暈。

接著，再清楚觀想這個趾骨的外形及其他種種特徵之後，將觀想停留在這個趾骨的形象上，全心全意地觀想它、滋養它。

你的心思可能會開始散亂，或想要觀想更多其他的骨頭。無論如何，只要一知道自己有這種想法，就把心思帶回左腳大拇趾的趾骨上。繼續將你的注意力灌注於此，直到這個腳趾成為唯一的焦點，就算周遭的世界即將毀滅或者消失了，你心裡仍然只有眼前這個左腳大拇趾。就這麼繼續下去，直到你完全融入心裡這個腳趾，你已經成為腳趾，腳趾就是你。

也請記住，這種方法有很多變化，可以將觀想擴及體內其他骨骼，或沿著左腳向上觀想，直到顱骨爲止，或同時觀想左腳和右腳兩邊的大拇趾。然而，從我自己的觀察看來，我認爲這只會導致不必要的分心。所以我總是教人只要全心全意關注在左腳大拇趾上，將其他一切都視同雜念處理，各位只需不斷地將注意力灌注到左腳的大拇趾上，只管這個左腳大拇趾。

練習久了，即使不靜坐時，眼前也可能浮現不少有意思的畫面，但這些畫面出現時，只要不管它就好。舉例來說，你可能開始習慣將眼前活生生的

人觀想成一副又一副的骨架。要知道，這不過是引你分心的現象，把它拋開，一笑置之。只把心神貫注在一個點上，那就是你左腳的大拇趾。其他的觀想畫面都不過是偶然或是不可靠的現象，只是隨後發生的次要結果，它本身不具任何意義，也無需刻意追尋。

之所以要將注意力放在左腳大拇趾上是有原因的，佛陀和其他古代大師都深知其中道理。左腳大拇趾和較高層的大腦之間，有一種能量的連結，而專注於左腳大拇趾能有助於放鬆，讓學員不會一味地忙碌於推理等等更高的大腦功能，光是如此，就是一種很大的釋放。

事實上，深受無窮雜念的束縛或不停地在分析思考的人，所感受到的釋放感會更爲強烈，夜裡睡不好的人也能從這個方法獲益良多。將注意力放在下半身，也有降低血壓的效果，這是過去幾年來我所發現的好處。

問：在觀想左腳大拇趾時，需要將全副心神集中在上頭嗎？我會問這個問題，是因為我不擅長觀想，尤其是人體的解剖構造，我根本不知道那該長什麼樣子。

答：你點出了一個重點，我發現這是靜坐人士需要修正的觀念，所有的

白骨觀靜坐法

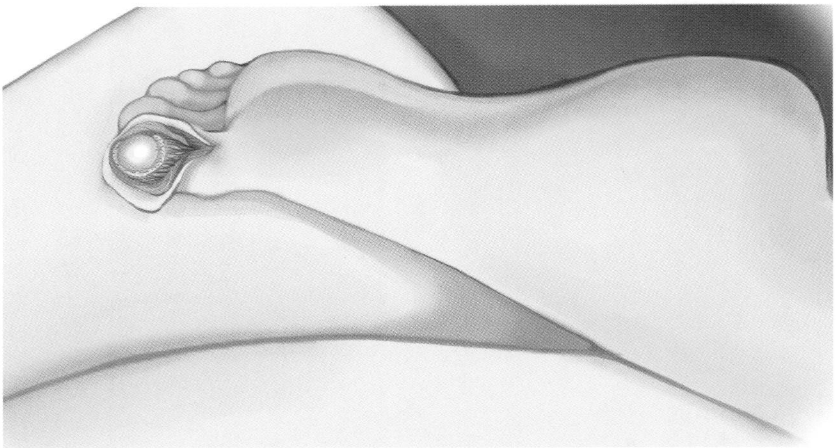

靜坐者觀想左腳的大拇趾，想像自己將覆於其上的皮肉筋膜一層層慢慢剝除，直至只剩骨頭為止。請務必留意，靜坐過程中，只要專注於已剝除皮肉筋膜的大拇趾，此外一概不理。

觀想，無論對象是呼吸、腳趾、或是其他任何選定的對象，都應該儘量輕柔地進行，而不要勉強內心照著某個標準去刻意造作。這話聽起來或許有些矛盾，觀想時愈是輕鬆而處之泰然，愈容易觀想出正確的形態，觀想出的畫面會更精確。這一矛盾，是你可以親身去解答的。

反正，觀想不是刻意用力地練習，它的基本原則就是將注意力輕輕地停留在觀想的主題上，儘可能保持悠閒自在的心境。練習靜坐時，請別忘了這個原則。

問：聽起來，你對這個方法的好感，主要是為了前頭提到的養生。

答：不只是養生保健而已，雖然某些人確實可以立即見效，過度用腦人士的效果尤其明顯。只要練習得法，這是我所知道最有威力的靜坐方法之一。

然而，練習白骨觀確實需要一位好老師就近指導，因爲這方法的威力無窮，能引發感官知覺很強烈的變化，不只是我們前頭提到的把每具身體都看成一副白骨，就連現實生活的幻相也一覽無遺。這是開啓心眼，見證無常最有效的方法，讓我們看到自己所生活的世界不過是一個大幻相，外表再怎麼

堅實，骨子裡都是虛幻的。

有些修練靜坐的人並沒有準備好面對這一全新的領悟，這對心靈是很有殺傷力的。一位好老師會明白這些突然的變化是多麼難受，而以調整靜坐技巧或改用其他方法，減輕心靈所承受的衝擊，並透過討論和講解加深靜坐者的領悟。只要記得這些重點，即使是經驗不足的初學者，也不容易迷失了。

10 持咒——運用神聖聲音的靜坐法門

問：我明白對於身心的轉化和超越而言，聲音是很有力量的媒介，能否請你解說一下，為什麼聲音是如此的重要而有效？

答：聲音可說是靜坐最有力量的媒介，和其他類型的能量相較，聲音更接近人體的頻率，而能影響身體的每個細胞，當然也影響心靈。請留意，所有古老文化都以與大地相近且低頻的鼓聲來影響心靈，而許多儀式則運用聲音，以誘發各種超越的感受並提升靈性。

因爲聲音的範圍很廣，不但從近似人體頻率的最低音到非常高的頻率，且它的作用是連續的，而可做爲引導意識流動的通道，難怪能輕易的引發超越狀態。

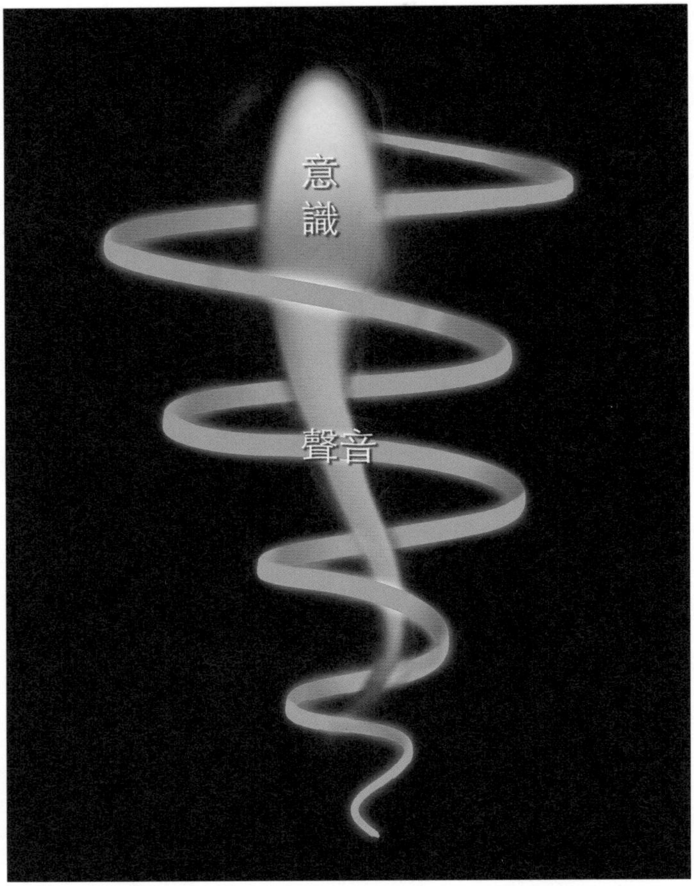

聲音就像一股有力的氣旋，在向上旋起的過程中勾出並傳達心識，是幫助靈性覺醒的強大導體。

問：能否請你舉一些例子，說明以聲音靜坐的原理嗎？

答：各種聲音都可用於靜坐，包括毫無意義的單音和神聖聲音。我比較想談神聖聲音，因爲這種聲音的效果是最有意義的。

神聖聲音有兩類，一是由開悟的聖賢所唱誦出來，我們也可稱爲「眞言」或「咒語」，帶著他想傳遞給世界的神聖訊息，這一大善念的影響力多半取決於聖哲本人所達到的境界。宇宙裡任何一種形式的能量都不會憑空消失，即使轉變爲另一種能量型態，涵藏其中的內涵和用心並不會化爲烏有。每種聲音都一樣，這些神聖的聲音亦然。也就是說，聖賢唱誦出神聖之聲後，它原始的意涵仍在宇宙間生生不息。所以，即使是現代人所唱誦的神聖之聲，仍然不失其本來用意。

另一種神聖聲音則出自於自然，在眾緣合和的情況下，與周遭的一切產生了完美的和諧，這統合爲一體的一切所生的完美幾何形式，也將產生完美的聲音。因此，喚起這個神聖聲音，自然會引發我們內在的和諧，引導我們回到一體。這類聲音包括風的低吟、海浪的拍打、雨滴的聲音、大地的振動，以及會與大地和諧共振的完美「嗡」聲。

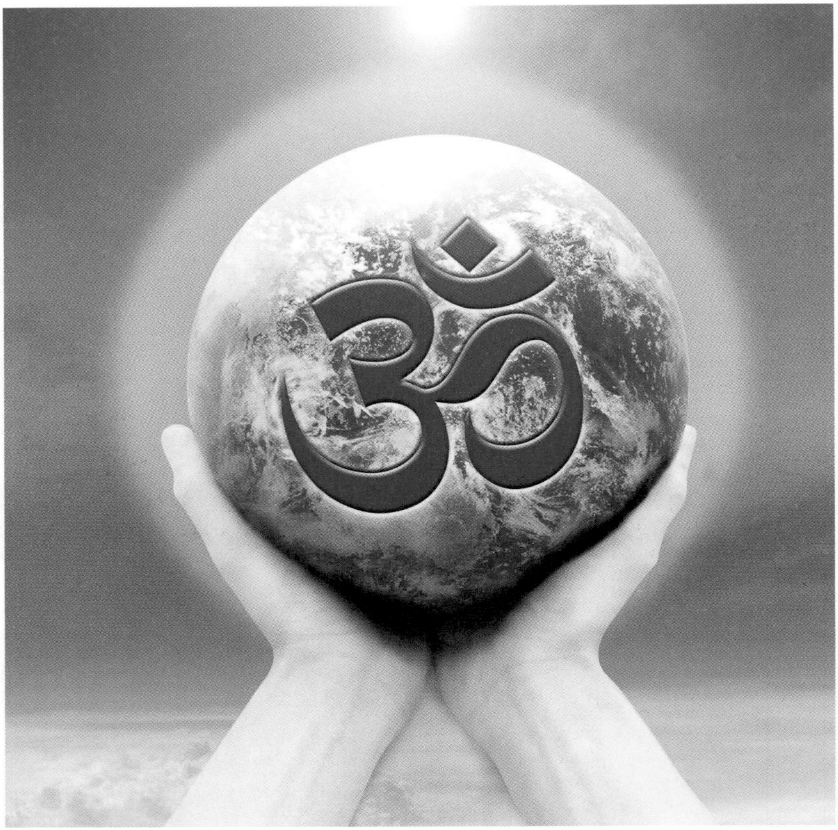

神聖的梵音「嗡（ॐ）」是真正原初的振動，據傳是大地發出的共振之聲。許多法門都將「嗡」視為意識的象徵，一切萬物均由這一簡單卻有力的振動化現而生。

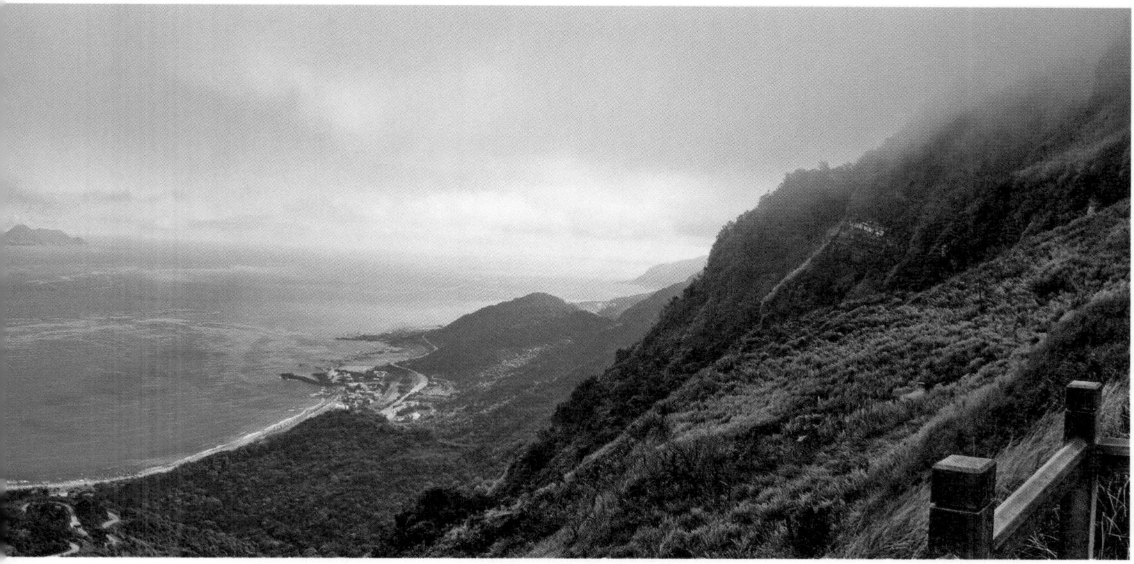

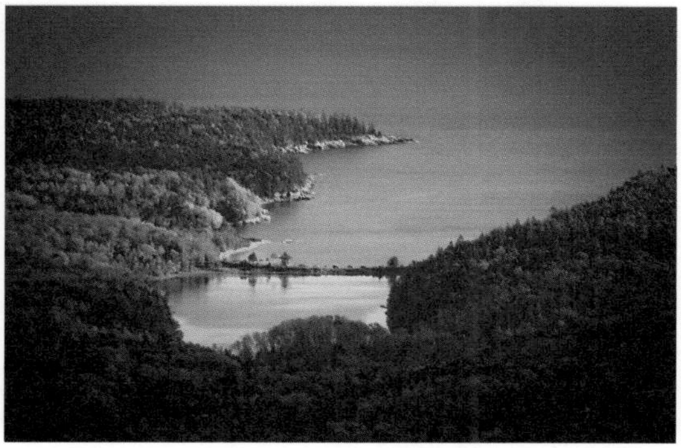

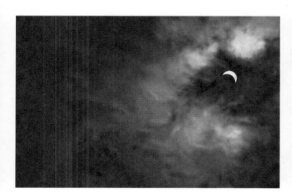

大自然安住於本來面目的完美和諧中，散發出寧靜的無聲之聲。

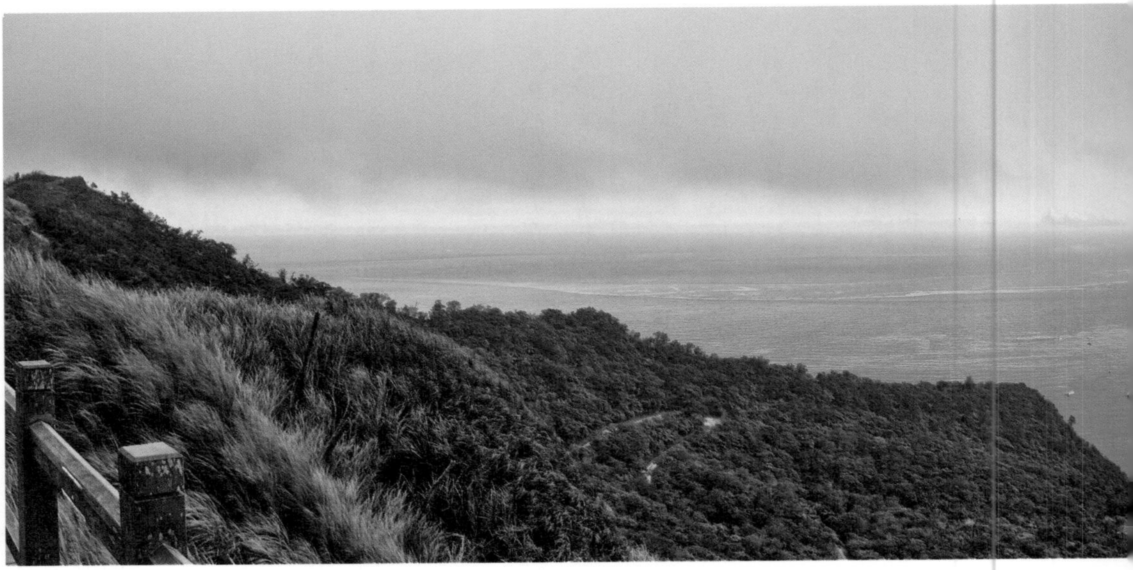

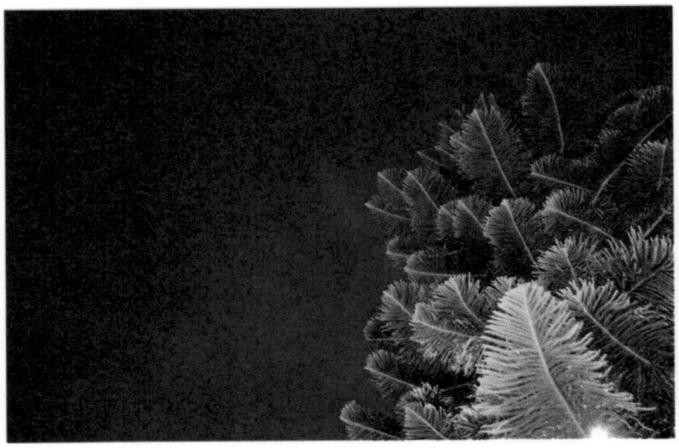

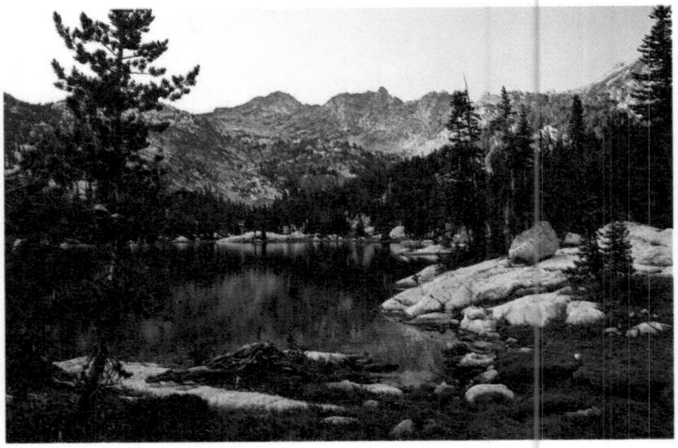

攝影著作權：為 Joseph T. McGrath 所有

問：我注意到，古梵文常做為靜坐的神聖聲音之用。靜坐時持誦梵音，此舉是否有特別的理由？

答：如果你能接受前面的解說，應該能理解，神聖聲音愈是悠久，對人類心靈的影響愈是強大。這些神聖聲音已經流傳了許久。舉例來說，梵文是地球上最古老的語言之一，起源甚至早於印度文明興起之前。愈是悠久的語言，與心靈愈是相契；後來的語言則愈來愈複雜，遠離了身心合一的最初源頭。

同時，這些歷史悠久的神聖聲音，與自然界最完美的聲音最接近，而能讓我們更貼近合一的境界，這正是我們靜坐的目標。以「嗡（ॐ）」聲為例，既是聖哲所傳下的神聖之聲，也是地球本身最基本的聲音振動。

問：如何在靜坐中運用聲音？要唱誦出來，還是在心裡默念就好？

答：靜坐時可以唱誦出聲，也可以自己在心中默誦。但是，對於初學者，我總是堅持唱誦出聲，這一來，除了聽覺，還用上了發聲的感官，有助於收攝注意力。

我個人認為持咒——運用神聖聲音的靜坐法門，在這個時點是最適合我

們的靜坐法門。怎麼說呢？其他的靜坐方法都重視安靜的觀想，在觀想不動中入「空」。

這種不動或空的境界會帶來很大的意識轉變，對於爲生活而忙碌擾嚷的我們，所帶來的不僅是正面影響，甚至會帶來人生上的脫胎換骨。但相對地，過於突然的大轉變也可能會化身爲考驗。

誦讀持咒在張嘴誦讀時就是「動」的過程，並在動中生「有」，站在「有」的境界看待一切，反而在意識的轉變上是比較溫和的，也讓一般人比較容易適應。

現代人已經習慣忙個不停、一心多用的生活，因此，只運用單一感官的靜坐，或許不像同步運用多重感官那麼有效。所以，在運用聲音靜坐時，多半會同時結合觀想或**手印**。手印的姿勢本身猶如儀式，本身就帶有神聖的意涵，往往只在師徒之間代代相傳，也能幫助我們掌握聲音的意涵。從我的經驗來說，這樣的結合威力相當強大！

問：可以請你現場示範嗎？

答：好的，我們一起來，請閉上眼睛，我們這就開始練習。

雙手靠近胸前，在約當於心臟的高度，結一個蓮花印。左右手小指相互靠攏，拇指也彼此靠近。觀想著由手中生出光來，就像一顆耀眼的光球，將心神貫注在這顆光球上，我們一起唸誦：

唵嘛呢叭咪吽

唵嘛呢叭咪吽

唵嘛呢叭咪吽

唵嘛呢叭咪吽

唵嘛呢叭咪吽

唵嘛呢叭咪吽……

我們繼續唸誦「唵嘛呢叭咪吽（ॐ मणिपद्मे हूं）」，同時觀想手中不斷流瀉出耀眼的光芒，感受來自手中的溫暖與慈悲，那是你給全世界的禮物。記得，輕輕地將注意力帶回手中，帶回你的持咒練習裡。

在練習結束時，舉起你手中的蓮花，然後慢慢地放開，猶如展開手中的光球，讓光明擁抱全世界，以及所有的眾生。

蓮花印

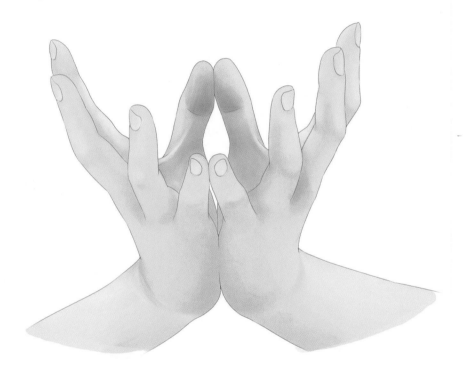

11 感恩靜坐

問：持咒靜坐聽起來很有威力，似乎也帶來了無限的可能。我記得你之前的演講曾介紹過感恩靜坐，這也算是持咒靜坐的一種嗎？

答：感恩靜坐可說是一種結合了持咒、聆聽、和思惟修的靜坐，只是簡單地重複「謝謝」，同時觀照內心所湧出的感恩之情。在開始靜坐之前先觀想，無論醒來和睡前都可以進行。

早晨，你睜開雙眼，身體仍舊躺著，從頭頂開始，觀想身體的每個部位，一一觀想，對每個觀想到的部位說聲「謝謝」，停留在感激的心情裡久一點，感激身體這部位多年來的辛勤服務，你希望能表揚這一部位，包括其中的每個細胞。在心裡以意識掃描全身，直到腳趾為止，對每一個部位重複

相同的感恩儀式。

這個一一感恩的過程，可以重複一至兩次。完成這個練習之後，開始觀想周遭的人，從親人開始，接下來是同事，然後觀想更大更大的人際圈子，直到包括了全世界為止。對出現在觀想中的每個人物說「謝謝」，重複相同的感恩儀式。

一整天，無論什麼時候，遇見了誰，最好培養出能隨時讓「謝謝」一詞情不自禁地脫口而出，或在心中默默感激的心境，讓感恩之情塡滿我們的心。一整天下來，不斷重複這一練習，於是每一刻都在無止息的感恩靜坐中，夜以繼日毫無中斷，唯有感恩。就讓自己沈浸在這一感恩的情懷裡，無論日子過的順不順心或只是平淡無奇都不要緊，最重要的就是保有感恩之心。每天晚上在感恩裡入睡，每天早晨，在感恩中醒來。

就我目前所了解的，這可能是最有威力的身心轉化技巧，在座的各位不妨一試。

問：你剛剛的說法，解開了我內心長期的疑惑。我總是想，是不是只能死板板的練習靜坐？還是可以將靜坐的精神融入日常生活，無論行住坐臥皆

然。

答：我剛剛舉的感恩靜坐，本身即可融入生活。「謝謝」和隨之而生的感恩之情，對現實生活可說是一種最深的祝福。將這一感恩之心帶進最凡俗的一切，非但能讓你的靜坐更深入，它本身就是再生活不過的靜坐練習。其實，將靜坐融入生活並不複雜，連儀式都是多餘。

這是怎麼辦到的？

你靜坐深入之後，心靈會自然地開啓，讓你無時無刻不在觀照之中，無需費力，觀照的清明會自然而然地滲透到日常生活裡。但是，千萬別刻意模仿，那不過是領悟或心靈開啓的必然結果。

問：這樣的修持，和你之前提過的持咒靜坐，是怎麼對身體產生影響的？

答：我前面提過，聲波和人體的頻率十分接近，所產生的振動因而能遍及全身。事實上，就連念頭也被證實了有影響物質的能力，許多實驗發現，無論正面或負面的念頭都能影響水的結構。水在接近冰點的低溫下會形成細微的晶體，而晶體的形狀很容易因思想和聲波的影響而變化。日本的江本勝

博士最先進行這些實驗，我們也在自己的實驗室裡得到了相同的結果。

正面而有愛心的念頭（如祈禱）以及鼓舞人心的韻律（如古典音樂），能讓冰晶形成各種美不勝收的六角形結晶，形狀和明暗都很賞心悅目；相反地，在負面和譴責的念頭及混雜的不協調音樂下，水所生成的半結晶或甚至型態不明的結構，更說不上有任何美感。

我和其他科學家整理了由氧17（^{17}O）核磁共振儀所測得的水分子結構重組數據，結果指出，有愛心的善念能夠「祝福」水，讓水分子聚合的型態更微小，不是普通的大分子團，而是更精細的小分子團。同樣的，來自長壽區域之天然水泉的潔淨而未受污染的水，分子團也是小的，這種小分子團的水在低溫下更容易形成完美的六角形晶體結構。

請想像一下，人體大部份由水組成，事實上，我們的身體含有約60%的水。這下就很清楚了，能對水產生正面影響的聲音和念頭，當然也會影響人體。也請記住，人體內的水約有80%都存在於細胞和淋巴系統之內，只有一小部份在血管裡，但我們只能採血來觀察。

人體內那麼多與健康更息息相關的水分，成了無法採樣的「無聲之水」。我期待有那麼一天，科技能進展到可以採集淋巴系統和細胞內的水，

天然純水的美麗六角形結晶

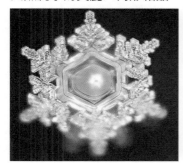

日本富士川

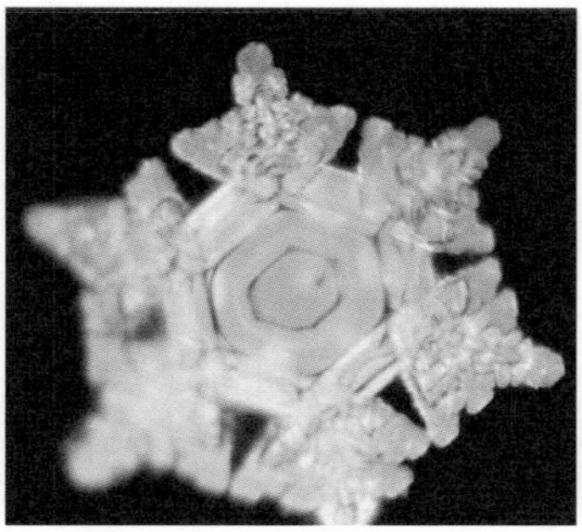

南極冰

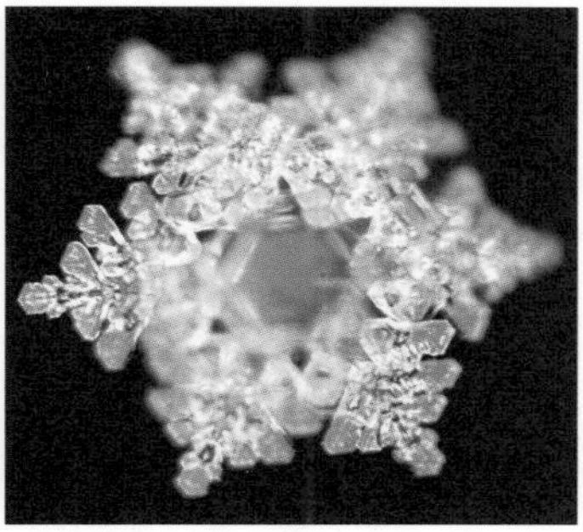

義大利雷吉納

江本勝博士在 1994 年發現，可以藉由觀察冷凍水樣品在顯微鏡下的晶體形相，一窺外部環境對水分子結構所造成的影響。

取自遠方且不受干擾區域的天然河流與湖泊的水，會產生完美的六角形晶體結構，與取自繁忙都市鄰近的自來水或已受污染的水截然不同。

他還進行了後續的實驗，發現語言、念頭、心意、和音樂，對水分子結構同樣也有影響。正向且富含善意的語言和用心、祈禱，以及和諧的古典音樂和民謠，都能使水生成美麗的晶體；而負面的語言、情緒，以及有破壞性的音樂，則使水生成不美麗、無特定形狀的結構。

祈禱的轉化效果

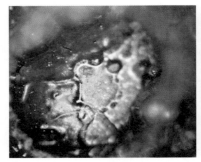

佛讚處理前之日本藤原水庫的水

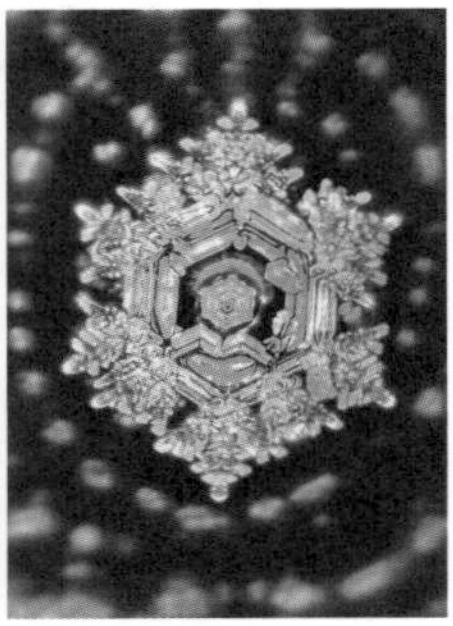

佛讚處理後之日本藤原水庫的水

正向能量的效果

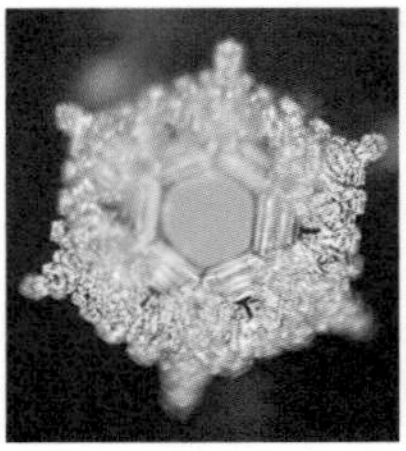

文字：愛與感恩

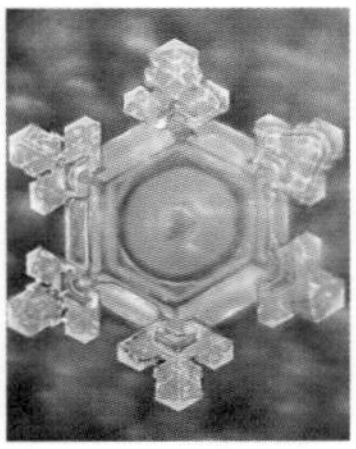

文字：謝謝

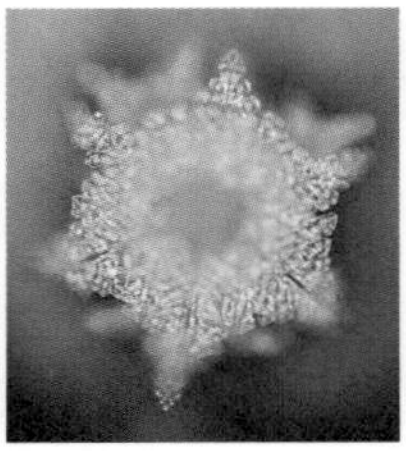

文字：和平

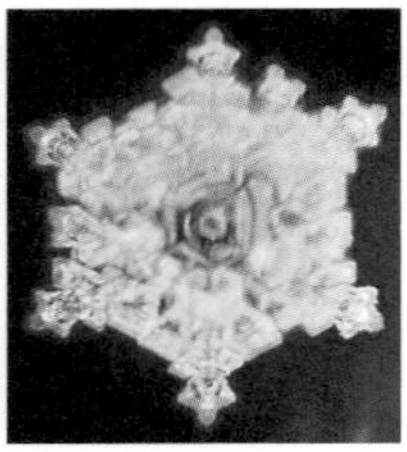

古典音樂：貝多芬

負面處理所產生的不定形水結晶

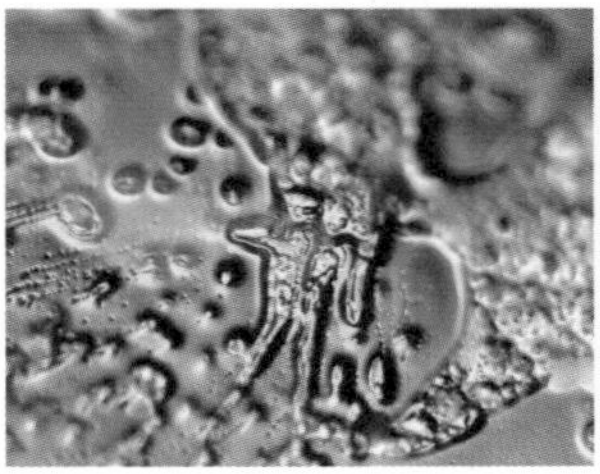

文字：你好噁心

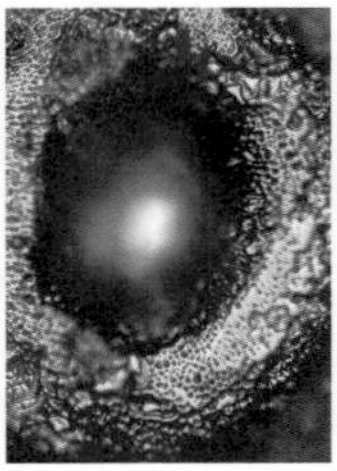

文字：邪惡

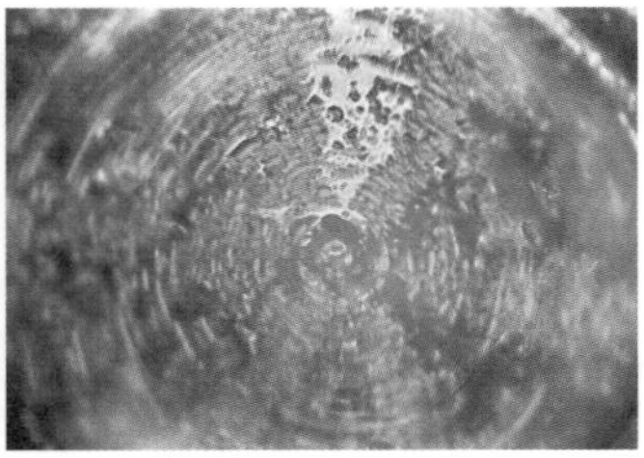

重金屬音樂

證實這些恢復身心健康的祕訣之所以能影響細胞健康，原理正是在於念頭及聲音對物質和水結構的影響。

問：感恩靜坐還有什麼實際的效果嗎？

答：常保快樂與滿足的人，會活得圓滿而有生命力，自然而然地為他人帶來光明與希望。這樣的人通常也較為長壽，而且更健康。已有許多研究證實，快樂的人活得較久，一生更為充實。

千萬不要小看「謝謝」二個字，假如從早到晚都練習這單純的二個字，將會為生命帶來徹底的改變。我們看待世界的觀點會因而有所不同，行為舉止上也會有正面的轉變。

水的 ^{17}O 核磁共振光譜

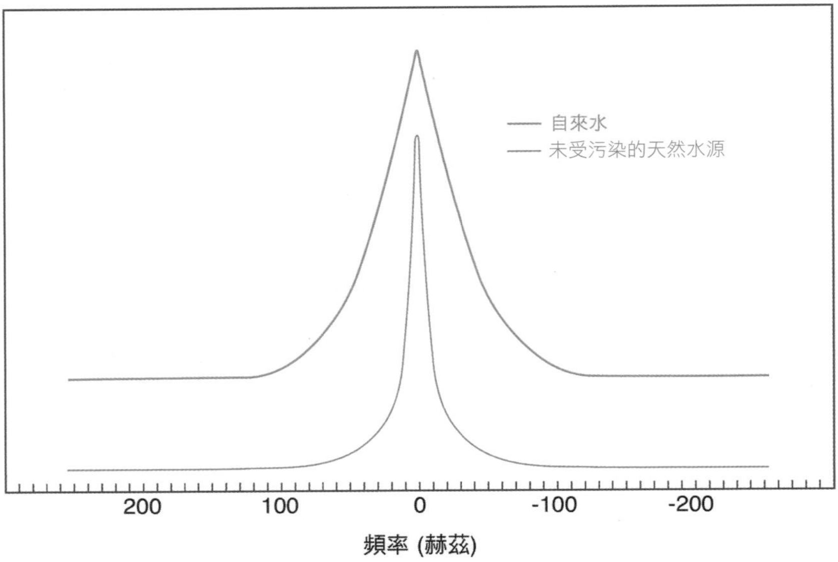

以核磁共振（NMR）分析普通自來水的 ^{17}O 波峰的半高寬值（指曲線上落在波峰高度一半之兩點的距離），約在 110 赫茲左右，而長壽村的天然泉水或湖水的半高寬則在 60 ～ 70 赫茲左右。這顯示了兩種水質顯著不同。與自來水或其他已受污染的水源相較，未受污染的自然水源在低溫時比較容易形成完美的六角晶形結構。

資料來源：長庚生物科技股份有限公司

持續的正向思考能增加正向情緒

愈來愈多的研究發現，積極的情緒為身體和心靈帶來各式各樣的好處。肯農 · 薛爾頓博士（Dr. Kennon Sheldon）和桑尼雅 · 呂波默斯基博士（Dr. Sonja Lyubomirsky）進行了一項實驗，探究受試者是否必須長期刻意的努力，才能引發積極正向的情緒。

在實驗過程中，對照組以中立的方式詳細描述自己的生活，不帶正向也不帶負向的眼光；實驗組的成員則以兩種方法──「感恩」及「想像並活出自己最好的一面」，來引發快樂等等積極的情緒。

在為期四週的實驗中，共有 67 名心理系大學部學生參與實驗，並以「正負向情緒量表」評估，這一量表包含 20 個標準，10 個評估快樂或興奮等正向感受，另 10 個測量不滿足或沮喪等負向感受。受試學生在採取這三種不同方法之前的「干預前」階段接受評估，並在採用這三種方法後的「干預後」階段再次接受評估。與對照組的學生相較，實驗組的學生在干預前反而有較高的負面感受。

因為受試者是隨機分配到各組的，目前尚未釐清這種差異的來源。然而，隨著時間的進展，練習「感恩」或「想像並活出自己最好的一面」的學生，在積極感受的得分顯著較高，得分從 3.63 提高到 3.78 ，而對照組似乎有下降的趨勢，分數從 3.72 降至 3.60。研究結果表明，持續而有意識的引發積極思考，是提高快樂等正向情緒所必需的。

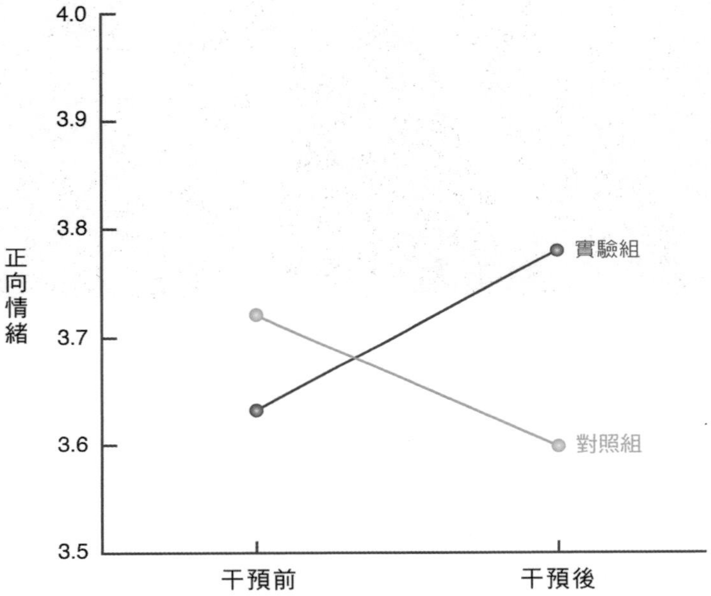

經 Taylor & Francis 同意，本圖改繪自 Sheldon, K.M. and S. Lyubomirsky. 2006. How to increase and sustain positive emotion: the effects of expressing gratitude and visualizing best possible selves. *The Journal of Positive Psychology* 1(2): 73-82.

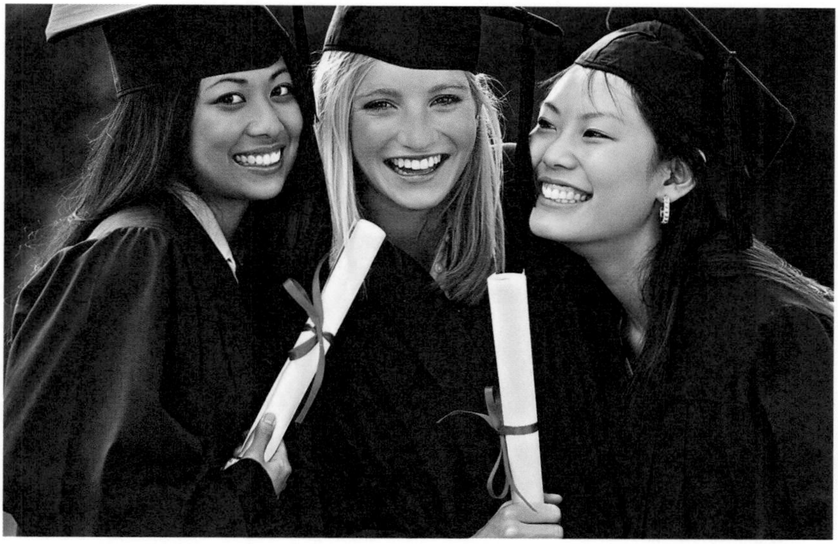

正向表情，預測了日後較平順的生活

加州大學柏克來分校的里安 · 哈克博士（Dr. LeeAnne Harker）和達契爾 · 克特納博士（Dr. Dacher Keltner）進行了一項研究，探究年輕時的表情是否可能是預測成年後人生結果的決定因子之一。

以加州某間私立女子大學 141 名 1958 年和 1960 年畢業生的紀念冊照片做為判定當事人情緒狀態的依據，並設定在當事人 27 歲、43 歲、52 歲時詢問每個人的婚姻狀況和生活概況，以評估這些因素是否與她們留在畢業紀念冊上的臉部表情有關。

在畢業時，留下正向表情照片的學生，通常在 27 歲前結婚，在 52 歲時仍擁有良好而令人滿意的親密關係。研究人員也發現這些女性的人生比較平順。因此，研究結果表明，人所流露出來的情緒對於心態、性格傾向、最終所選擇的人生道路是有顯著相關的；也證實了比較快樂、正向的女性，會更專注、事業順利、有條理，並且穩定而樂觀。

生活結果	正向表情相關度
婚姻狀態	
27歲前結婚	0.19
至中年仍單身	-0.20
婚姻穩定度	
離婚過	0.15
婚姻滿意度	
43歲	0.00
52歲	0.20
夫妻關係緊張程度	
27歲	-0.15
52歲	-0.20
個人生活平順調查 (加州心理量表)	
21歲	0.20
27歲	0.25
43歲	0.18
52歲	0.27

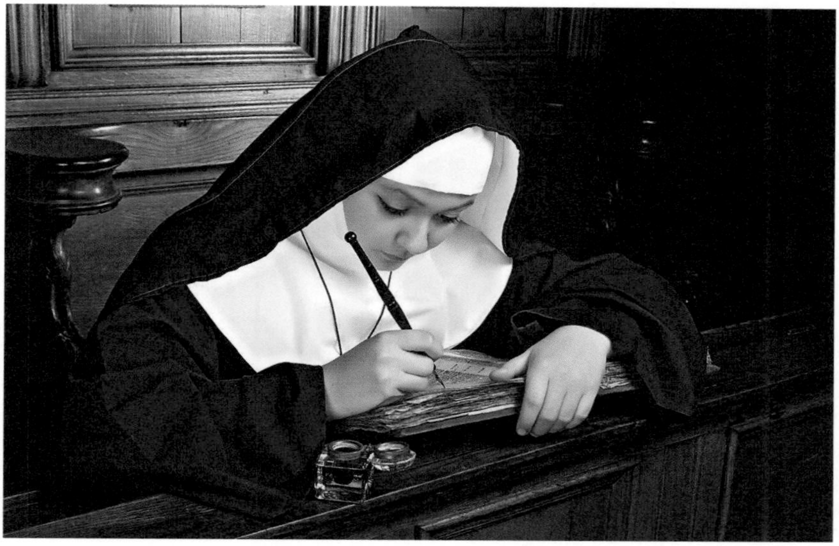

快樂的人較長壽

愈來愈多研究指出，人生觀和身心的幸福感之間，呈現正相關的關係。

著名的修女研究，研究人員分析了 180 位修女在 22 歲時寫的自傳，從裡頭表達了積極或消極情感的文字，評估年輕時的情緒狀態與活得長壽是否有關。他們蒐集了修女的存活率和壽命，並依自傳中正向文句出現的次數分成四組。第一組修女的自傳最不正向，平均壽命為 86.6 歲；第二、三組的平均壽命各為 86.8 歲和 90 歲。隨著自傳內正向訊息上升，第四組的平均壽命為 93.5 歲。從這項研究的結果看來，最快樂的修女的平均壽命比最不快樂的修女整整多了 6.9 年。

這些研究結果後來又進一步引申出這樣的論點：擁有積極人生觀的人，不僅活得更長久，也更健康而不受疾病所苦。這一研究和其他最新的結果指出：基本情緒能顯著影響、塑造身體運作、或回應外界刺激的方式；長期下來對人體能夠妥善運作多長或多久，確實是有影響的。因此，快樂很可能就是決定了一個人是否長壽的關鍵因素。

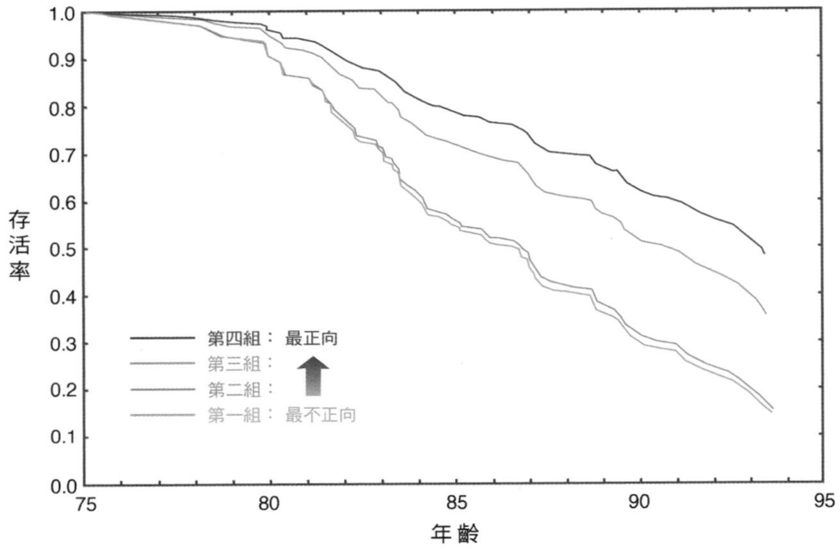

1.0
0.9
0.8
0.7
0.6
0.5
0.4
0.3
0.2
0.1
0.0
存活率
第四組： 最正向
第三組：
第二組：
第一組： 最不正向
75
80
85
90
95
年齡

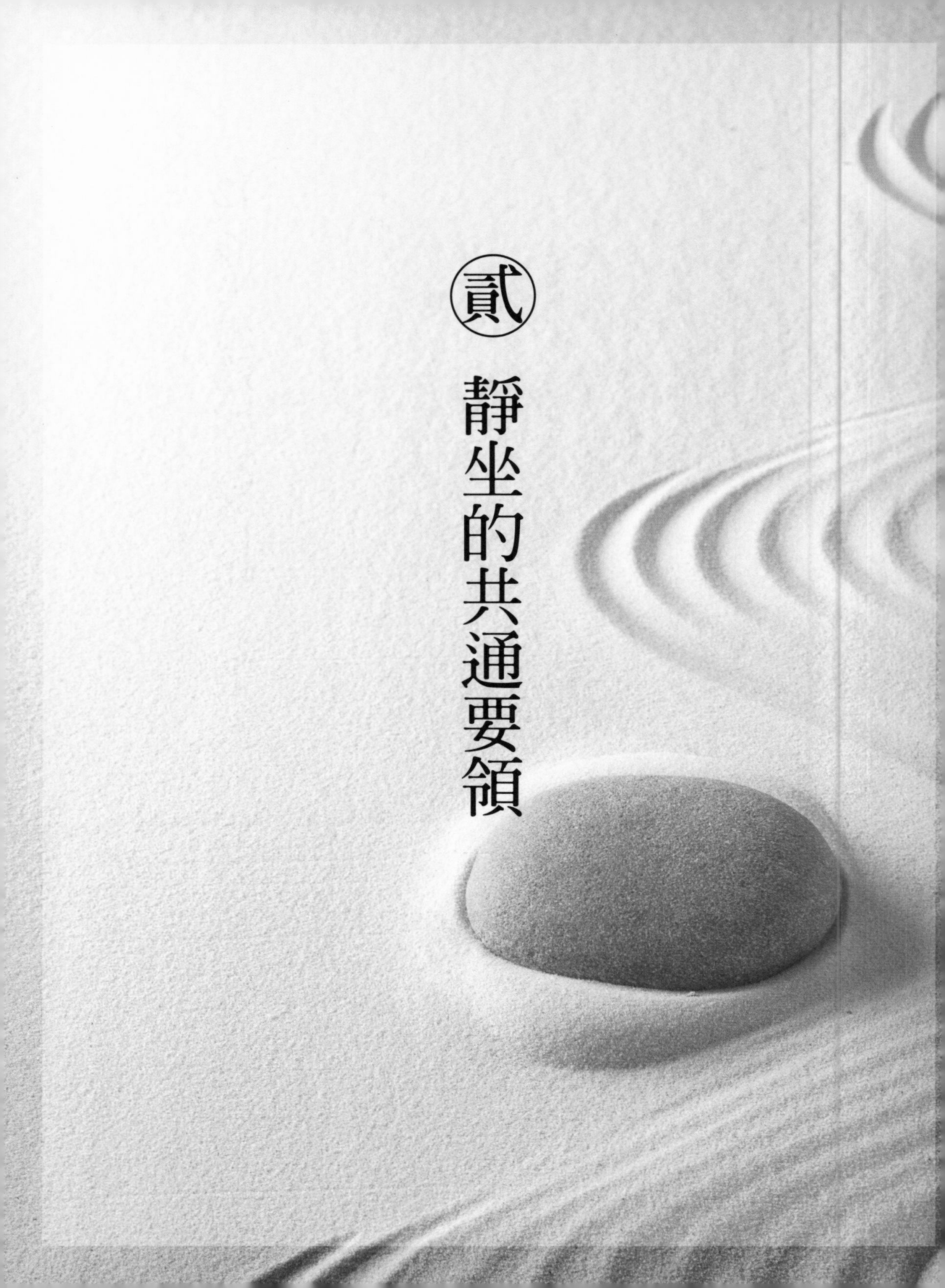

㊁ 靜坐的共通要領

12 靜坐想達成什麼目的

問：你在介紹不同靜坐技巧時，能為我們指出共通之處，這一點很棒。知道了這些技巧後，我想問的是，實際上，我們可以達成什麼？

答：理解靜坐的眞諦，其重要性遠甚於單純地掌握技巧本身。多年來，我發現大眾普遍缺乏這一認識，而世界各地所流傳下來的悠久靜坐傳統，始終不離這一關鍵——在練習的一開始，就試著將心靈的注意力聚焦到一個點上，這個焦點會愈來愈細微，到了一個層次之後，可說是就像黑洞一般形成了所謂的「**奇點**」，或稱爲「**特異點**」。

（**作者註：**本段所用的「奇點」一詞，意指人的注意力被貫通到一個非常微細的點上，最後就連這聚於一點的意識也終將融於虛無。）

至此，修持者內心所意識到的世界轟然坍陷，從這個奇點重新擴展開來，新的境地以全然陌生的模式就此展開，這就是所謂的**超覺境界**，或者梵文所說的「**三摩地**（समाधि）」。

任何人只要親身體驗一次這三摩地的超覺境界，身心靈都將會有徹底的轉變。這一體驗粉碎了我們所熟知的世界，摧毀了相傳至今的每個典範和價值觀。倘若這種轉變的體悟能夠持續不斷乃至於安住於心，生命即將獲得重生！

這就是靜坐！倘若你完全理解了我所說的，就再也不會想問任何靜坐的問題了。那時，你早已處在靜心的狀態內。

問：哇！我覺得自己好像直覺地聽懂了什麼，但又不太能夠掌握你話中確切的含意，可以請你再多說一些嗎？

答：靜坐的核心，就是明白這世界是遠比肉眼所見的還要豐富得多，全世界所有古老的法門所傳授的不外乎這一點。這樣的存在不只是可能而已，而是必然的。只有全然無知的人才會認爲光是眼睛、鼻子、耳朵、嘴巴、皮膚、和頭腦，就足以完全捕捉人類的經驗。

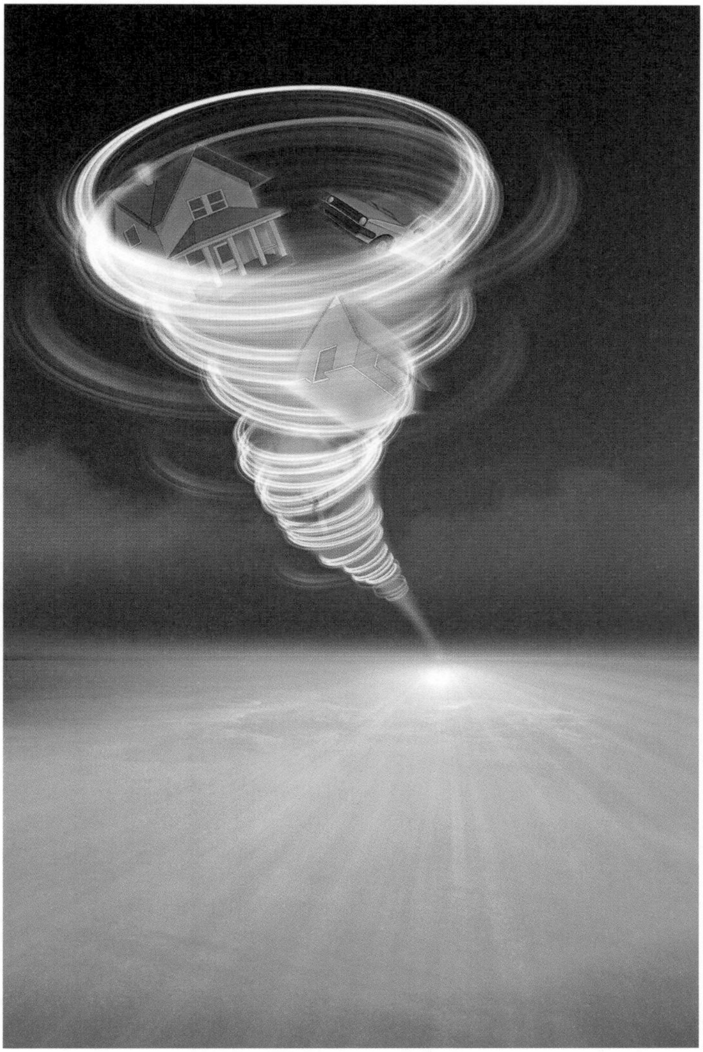

注意力於奇點塌陷，像旋渦一般進入「黑洞」，再由另一端超越而出。靜坐者由這一點擴展開來，眼前所見的一切和個人的體悟必會徹底改觀，能以全然不同的眼光看待世界，不再受限於原本視角狹窄、愚弄感官之濾波器所限。

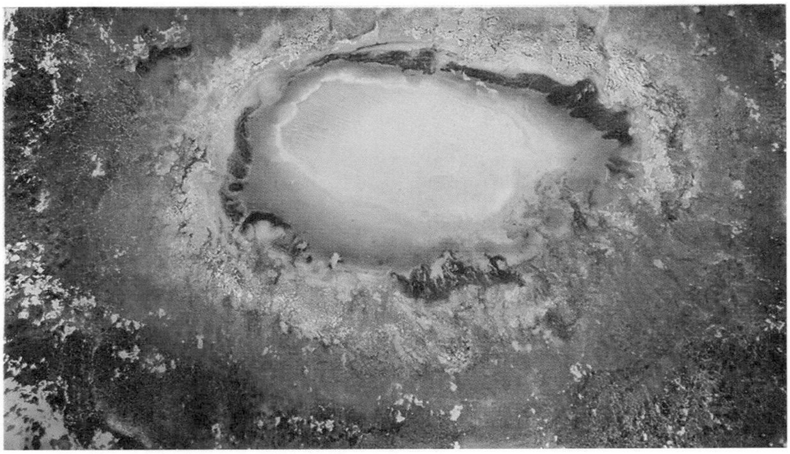

「由意料外的結果所設計」Aaron Coleman 繪

愈來愈微細的注意力凝聚於時空中的一點，原本所知所見的現實轟然塌陷，落入黑洞，至此，心識再也不受尋常幻相投射的濾鏡所惑，得以重新擴展。即使身陷凡塵，也阻擋不了自性的奧妙光明。

從邏輯上來說，無法被感官所捕捉或定義的世界確實是存在的，因爲我們所知的世界其實是分崩離析的，已被感官拆解爲各種感官資訊。我們相信這些電子訊號是眞實的，並由此拼裝出我們眼中的世界，這麼一來，哪裡還有餘地否認「這世界不過就是我們眼中的模樣」。

這麼說清楚嗎？

問： 可以的，你所說的完全合乎邏輯，但我也發現自己是多麼容易忘卻這個道理，繼續誤將這世界認定為肉眼所見的模樣。

答： 對，你說的很實在。我們困在自己之內，而大多數人，我敢說是每個人，一生都囚禁於自身的侷限之內，就像從未試著破繭而出的蝴蝶。這麼一來，對於外面這個充滿各種可能以及變化萬千的世界，又能從何而知？

問： 那麼，就算能接受一個不同的世界觀，這又與靜坐何干？

答： 靜坐是一趟自我發現的旅程，但這裡所談的「自我」並不同於大多數人認定的「自我」，而是我們內在有待發掘並實現的眞我。從這個角度來看，靜坐可說是引領我們親見世界本來面目的指引，讓我們得以不受任何濾波器的干擾。

問：我這下可被你弄糊塗了，靜坐怎麼能讓我們正確地看見世界？你所說的「濾波器」又是什麼意思？

答：我們必須透過感官，才能感知到世界的存在，從這個角度來說，透過感官過濾而得的資訊，就是我們建構這個世界的素材。沒有這些感官，我們所知的世界亦不復存在。事實上，少了任一個感官，所能得知的世界，必然遠遠不同於原本所知的世界。

所有靜坐方法，都運用至少一種感官以疏導我們的注意力。靜坐時的感官就像意識的門戶，開啓了這一道門，我們得以進入一個自由、沒有任何限制、沒有執著的世界。至此，我們才算眞正看見了這個世界，而不被感官所擾。

說到這兒，還清楚嗎？

問：等等，你的意思是說，在開始練習靜坐前就該對世界有這樣的理解？或許，其實我們應該在靜坐中自行發掘這一領悟？

答：說得很棒！完全抓到重點。這就像一個銅板的兩面，或者，該說是雞先生蛋？還是蛋先生雞？我很欣慰你能想到這一點。

到最後，你會終於明白這世界不過是顛倒妄想，全是心靈建構出的海市蜃樓。靜坐成了一種練習或提醒，讓我們得以想起那再明顯不過的事實。即使還沒有達到這一領悟，靜坐也能把人帶到「懸崖」邊緣去面對靜坐所揭露出的人生眞相，然後，放手一搏，躍入全新的世界。

領悟和靜坐兩者齊頭並進，只要理解這一點，你可以明白靜坐本身是活的，完全超乎它所被傳授的傳統形象。

13 靜坐的共通要領

問：你的演講相當發人深省，我從沒聽過其他人以這種方式談靜坐。你的答覆和看法相當玄奥，我得要消化好幾天，才敢說自己真能體會其中深意。你曾說到世界只是顛倒妄想，我們不可能不受自己的感官所限，而靜坐是一種幫助我們從這種束縛解放出來的工具。然而，我還是不明白靜坐何以能達到這一點。能請你說得更仔細一些嗎？

答：我想想能不能講得再清楚一些，我們一開始不免把靜坐當作一種技巧或方法來談，但再怎麼談，也始終不離「靜坐究竟是什麼？究竟有什麼用呢？」這一最關鍵的問題。我會由此出發，試著擴展各位對靜坐的思考視野。

我們前面提到，通過感官所得的訊息是我們定義這世界的素材，也提到感官所控制的意識流動，可做為進入超覺意識的門戶。這一點，還可以說得更清楚一些。

請留意，全世界所有的靜坐技巧不外乎是運用至少一個感官，一再重複某件事。例如，以呼吸為主的靜坐。基本上，這個靜坐會用上一定程度的觀想，要不觀想肉眼所見，要不透過內在的心眼觀照。這個技巧，必須再三地觀想或觀照呼吸的循環，一呼、一吸，再接著一呼、一吸，這就是靜坐時所要注意的一切了。

這樣的練習，將我們的注意力全專注在單純的一呼一吸之上，消除所有紛飛的妄念，全部的注意力只導向來自一種感官資訊，也就是「一呼、一吸」。我們所能注意的範圍一再限縮，能意識得到的世界愈來愈小，最終全濃縮在一個點上，也就是「一呼、一吸」。

原則上，我們可以結合其他感官幫助心靈聚焦，例如增加數息的次數，但我想你現在應該已經有大致的概念了。任何一種靜坐練習，都可以運用兩個以上的感官，重點在於如何將注意力凝聚到更細微的點上，到最後導向意識的奇點。

問：那麼，不管哪一種靜坐技巧，全是一再地運用一種以上的感官嗎？練習久了，不會無聊嗎？

答：一再地集中於一或多個感官，確實是靜坐練習的關鍵。少了規律的調心鍛鍊，就稱不上靜坐了。

至於你說到怕無聊的問題，有意思的是，事實恰恰相反。當我們聚焦的注意力愈來愈微細，到了不能更微細的地步時，會有一個全新的世界在你眼前展開：有些人會感到心靈全然的放鬆，有些人則是感受到喜樂與光明，那可說是「朝聞道，夕死可矣」了。

所謂全然的放鬆，那是一個沒有憂慮掛心、無需盤算籌謀的世界。我所說的喜樂是指無條件的愛，而光明則是指一種閃耀於整個世界的光芒，包括身心之內與外。

問：可是，要是我還沒有達到這種領悟或境界，光是一再重複練習，就無聊得不得了，我可以做些調整嗎？

答：現在說這個還嫌太早。我眼下所要強調的是，凡事都需要投入才能有所斬獲。你必須調心，投入於練習靜坐，訓練心靈安住於當下這一刻，而

不在意任何結果。當然，確實有所謂「比較適合」的靜坐方法，然而，針對初學者的秉性適時調整方法，則要看老師的功力。

問：回到我們前頭談的，你認為依照所運用的感官來區分靜坐是可行的嗎？

答：一點都沒錯，所有的靜坐技巧都會用上某個感官，多半是要某個感官去覺知某個對象。注意力的焦點可以是覺知本身，也可以是所要覺知的對象。通常，注意力的焦點不會那麼明確，因爲人最大的感官，也就是頭腦，是習於運用來自多種感官的綜合資訊。

也就是說，靜坐練習的觀照本身往往就是多種感官交互作用的組合，幾乎區分不出究竟用的是哪一個感官。舉例來說，光是很簡單的數息靜坐也已結合了不同的心理功能，包括觀想和觀照。這樣的組合提升了靜坐練習的複雜度，別忘了，運用意識，無論是哪種型態的意識，來做爲引導注意力聚焦於一的管道，正是所有靜坐技巧的共通要領。

問：就連內觀或「只管打坐」，也是要將注意力聚焦於一點嗎？

答：同樣的，現在談這個，對你而言眞的嫌早了些。我們晚一點會介紹

奢摩他（止息）和毘缽舍那（內觀冥想）。

「只管打坐」也就是所謂的「坐禪」，事實上是一個沒有方法的方法，只要你坐著，只是坐著，沒有其他意圖，就連聚焦注意力於一點的意思也沒有。至於毘缽舍那或內觀冥想，可說是將注意力聚焦到一個「全然放下」的點上。練習內觀的人只要覺知眼前的實境，放下所有和覺知相關的心理運作。

14

注意力聚焦於一點

問：你說靜坐練習能將注意力聚焦於一點，這背後的原理是什麼？

答：要答覆這個問題，不能不談一點神經生理學。重複的心理練習，最後必然會產生一個所謂的「神經迴路」：某個神經傳導路徑成爲主導的路線，而斷絕了其他的可能，「習慣養成」其實就是這麼一回事。我們重複某個動作而培養出習慣的模式，回頭加強了觸發控制這些模式的神經傳導路徑，而讓我們更慣於採用同一個習慣模式。

從這個角度來說，靜坐其實沒什麼不同，純粹是重複一個人爲設計的傳導路徑，無論數息、持咒、還是觀想，重點都在於培植一個新的神經傳導路徑，使其影響力勝過其他的路線，僅僅如此，就能帶來一些立即可見的效

果。

首先，所有注意力都被引到這個傳導路徑上，心靈不再妄念紛飛。再加上處理單一路線的資訊，會比同時處理多重資訊來得輕鬆許多，這也有安頓心靈的效果。這種平靜與放鬆的感受，是深入觀照而得以一嚐「禪定」法味不可或缺的前提。

問：但是，為什麼這麼練習靜坐，就能將注意力聚焦於一點？

答：問得好！重複運用同一條神經傳導路徑，到了熟極而流的地步時，只需要一點點能量或是注意力就能引發這一傳導路徑。

透過靜坐，不斷練習，頭腦便愈來愈熟悉這個傳導路徑，甚至能到了能忘卻這一路徑本身的境地，一旦靜坐者的注意力焦點微細到逼近一心無念的狀態，也就聚焦於一的「奇點」，至此，觀照的心理運作全限縮在這個空靈之點上。

只要繼續鍥而不捨地練習，心靈自會開展，超越過去所知的一切。這是之後要討論的主題。

「神經迴路」的概念

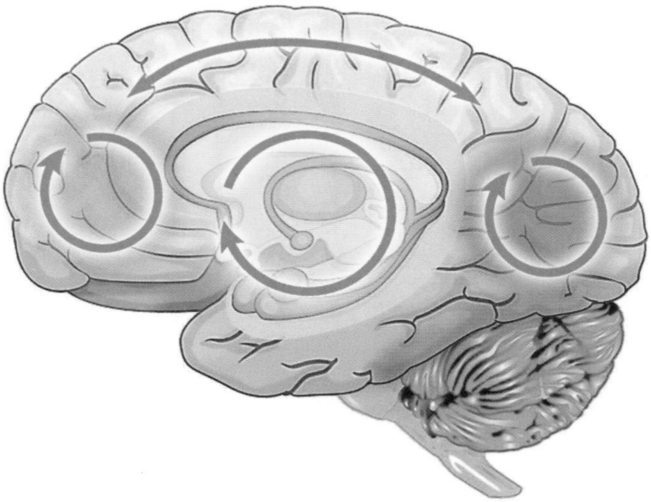

腦部不同部位的持續運作，例如一再重複特定的動作或念頭，就能產生固定的「神經迴路」。某一模式經再三重複而鞏固，使得所對應的神經迴路強於其他神經路徑，這就是我們熟知的「習慣養成」。

問：我總覺得我的理解和你剛剛解釋的，還是隔了一層。我已經聽你提了好幾次「奇點」，為了能夠更完整的了解，可以再多說一點嗎？這個詞的意思究竟是什麼？

答：「奇點」是一種特異的物理現象，在黑洞裡，所有的物質會全部崩解成無限小，小到就連空間和時間也隨之消逝。一旦進入奇點，所有的物理定律全不適用了。我借用了奇點一詞來比喻心靈的注意力變得十分敏銳，到了所有意識在靜坐中崩解，什麼都不存在的地步。

從另一個角度來說，我們可以把意識視爲一個螺旋場。事實上，意識本身就是一個高速自轉的螺旋場，這是多數人不知道的。因觀照而進入的奇點，則可以解釋成是意識場崩解後，渦流匯聚到單一個點上，不待多久，就連所匯聚的這個點也不復存在。

意識必須穿越這一個奇點，才能開展至如超覺境界之彼岸。

15 止觀之別

問：太奇妙了，你竟然能把靜坐談得如此平易近人。世上有這麼多靜坐技巧，它們之間有共通點嗎？

答：我們所知的各種靜坐方法，基本上都可分爲「止」和「觀」兩大類。

「止」的意思是，將頭腦的注意力停駐在一個點上，隨著靜坐愈來愈深入，就連注意力所停駐的這一點也失去了時空的意義，而我們平常就是用時間和空間的觀念來定義心理運作的。當注意力微細到了**特異點**或**奇點**的臨界狀態，便超越了我們十分熟悉卻全受感官侷限而只有一個向度的現實框架。這將會產生禪定的狀態，一旦定力累積得夠深，就進入了渾然忘我的禪定，

止、觀之別

止：身心的定與靜	觀：清明的洞察與覺悟
靜心而安住於一處	培養對萬法無常的覺性
強調安住三摩地（*samādhi*）－專注：心住於一 ・此一定境，不失敏覺	強調關照般若（*prajña*）－智慧：如實觀照的慧力 ・破除錯覺、無明妄想、與心障
要素： ・戒律（*Śīla*）：正知見、道德規範	要素： ・持念（*Smṛti*）：不批判而無分別的觀照 ・正智（*Samprajaña*）：清明的理解與判斷

本表為兩大靜坐原理的比較

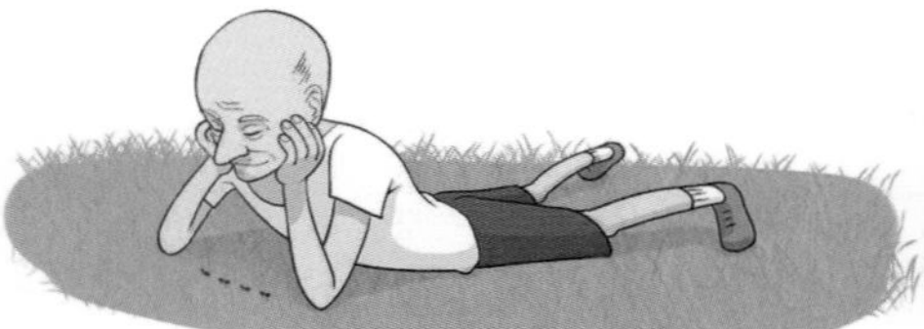

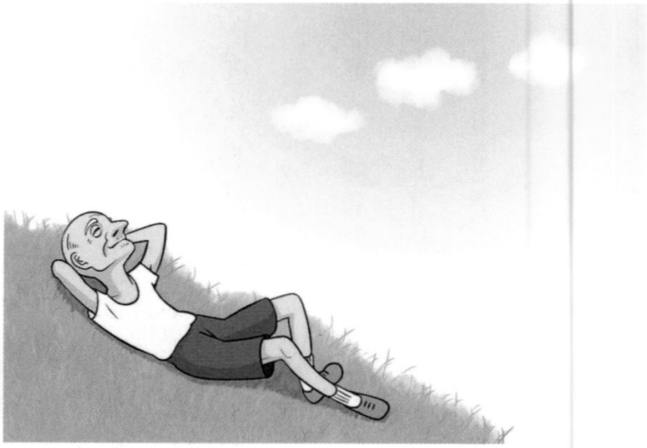

「止」、「觀」兩種靜坐方法，最大的特色在於兩者的對比：主動的參與者相對於被動的觀察者。雖然這兩大方法一開始看來截然不同，毫無關聯，但都能讓靜坐者深入「**三摩地**（*samādhi*，心靈的止息）」與「**般若智慧**（*prajña*）」，而定與慧同為修行的重點，不可偏廢。

也就是梵文所稱的「**三摩地**（*samādhi*（समाधि））」。

以前很多老師將「止」解釋成「所有心理運作都停止的狀態」，這一說法在經典裡流傳了幾千年，讓無數的靜坐者誤以爲禪定就等於「無心」或「靜止」。事實上，頭腦在世俗的正常運作停止了，卻往另一個方向開啓而進入了全新的世界，而那個世界的運作完全不依循人們所知的時空法則。所以，從這一點來說，「止」並不是停止了什麼，甚至不是停止念頭，可說是一個由牛頓物理學主宰的世界一躍而入量子世界的量子通道，這個新世界具有無限的可能性和創造性。總而言之，這就是「**奢摩他**（*śamātha*（शमथ））」的修法，也就是心住於一的法門。

第二類則是所謂的正念靜坐或「**內觀**（*vipassanā*（विपश्यना））」。心靈不擔任主動的角色，而只是扮演被動的觀察者；看見一切，卻不停駐於任何一物，只是觀照著眼前這齣戲的主角、配角、道具、和場景變換。請記住，靜坐者只是一個不偏不倚的旁觀者，根本不是眼前這幕戲的演員，他的觀察沒有偏好，也不在意結局。正念靜坐的觀照也能進入一種渾然一體的三摩地，也就是入定狀態，和修「止」或「奢摩他」的定境並無不同。因觀照而生的定境，一般稱之爲「**禪定**（*dhyāna*（ध्यान））」，但禪定不是聚焦於一而入

定，而是因捨念清淨而生定，無論大事小事在那樣的心境中都是等量齊觀的，全是來來去去的妄想雜念。在禪定中，所有人類可能經驗的愉悅、痛苦、快樂、悲傷等等感受，都會被如實地看待，它們是什麼就是什麼，本身並沒有任何意義。

問：這兩個方法可以分開來修嗎？

答：沒有任何一種靜坐方法可以明確地歸類為純粹的「止」或「觀」，在很多層面上是很難釐清的，方法上的差異往往只是止觀的組成比例不同而已。

舉例來說，就連最簡單的數息，實際上也是止和觀的結合。你在觀照呼吸的同時，也要有一一數息的定力，雖然數息可說是「止」重於「觀」的特別法，但還是少不了觀照的成分。

觀息則恰好相反，所強調的是正念觀照，並自然地將心靈融入呼吸而心住於一。

也就是說，這兩種方法就如同是一枚銅板的兩面，非但相輔相成，到頭來也必然融為一體，密不可分。其實，許多流傳已久的靜坐法門，在描述甚

深靜坐的狀態時，都會提及「止觀雙運」的概念。舉例來說，佛教的四禪八定就可依止觀組成的比例來分類，其他類似的定境也可以這麼分析。也就是說，止能生觀，觀亦生止。

問：你的意思是說，無論是從止或觀入門，到頭來也會通曉另一個。是嗎？

答：確實如此，這兩個方法不過是通往靜坐的兩條不同路徑。到最後，它們就連方法都說不上了，因爲一切終歸於一，無分無別。對於初學者而言，方法只是接觸廣大意識海的入門，一旦人悟出心識光明的一體無別，眞的不需要再學別的法門，一切自然銷融，只是體悟到自己的光明本性始終完美無瑕，不增不減，一切本來如是。

靜坐結合止之專注、觀之慧見

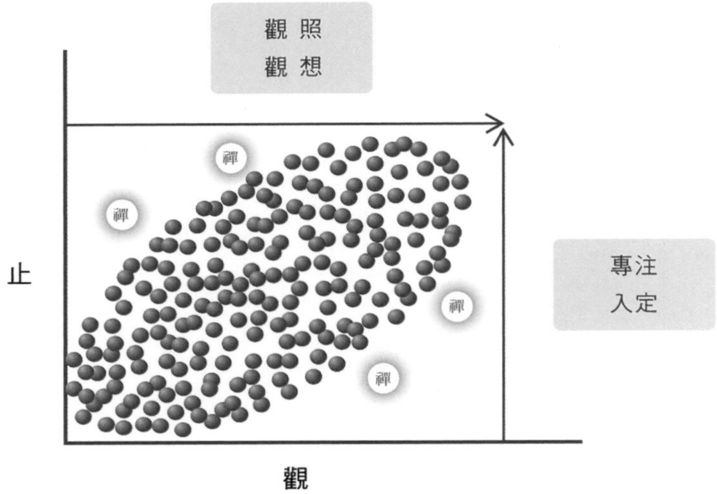

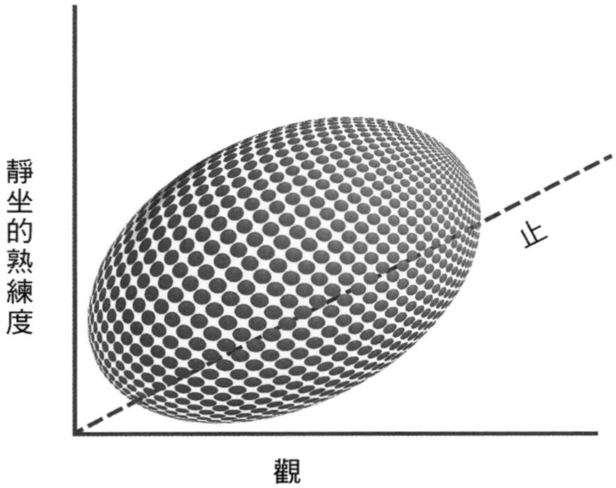

所有靜坐技巧，如上圖所示，不外乎是「止」之專注與「觀」之慧見的種種組合，更深入一點來看，也和靜坐者的熟練度有關，一如下圖所示。

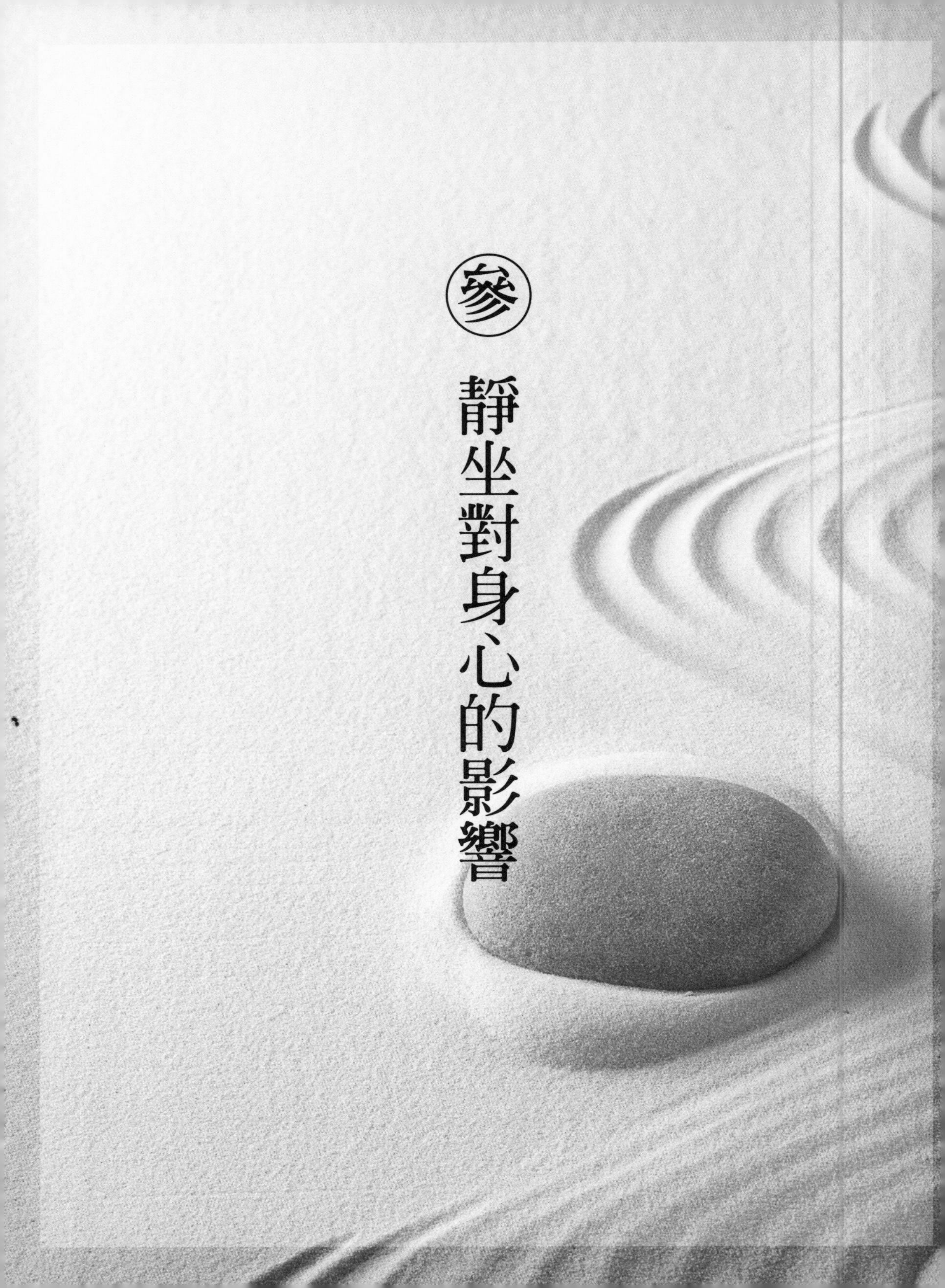

參

靜坐對身心的影響

16 靜坐對健康的益處

問：你之前提到，靜坐等同開發一個神經迴路，那麼，開發這樣的一個新的神經傳導迴路，對身心健康有什麼影響呢？

答：別忘了，開發新的神經傳導路徑本身並不是重點，關鍵在於養成一個新的主流傳導路徑，能順帶地讓其他路線消失！今天每個人都要面對的一大問題，就是我們總得一心多用，無論外在行爲還是內心世界，無不同時處理好幾件事情、好幾個概念，也就是資訊學所說的「多工處理」。

想想，比起其他動物，無論人類多聰明、有謀略，也耗費了幾百萬年才建立出現在的生存模式，以因應飢餓等等自身的需要和環境裡的生存威脅，也就是說高等的心智功能全用來應付生存了，就連人與人之間的溝通，大半

也是爲了求生存。然而，我們老祖宗的生活節奏，可是比現在慢上許多的。

在這樣的心智塞進太多的思考或推理迴圈，所造成的感官失衡便會讓我們深陷其中，而拖垮了整體的運作，讓我們失去了自然的節奏，而無法與環境和諧共存。

這種讓人難以輕鬆的失衡狀態，正是萬病之源。如果能將所有注意力貫注在一個簡單的神經傳導路徑，就像我們在靜坐時所做的，心智負荷過重的長期緊張感，便得到了釋放的機會，我們便得以感到平靜、安寧，重新回到平衡。

問：你一直在公開演講中，鼓吹靜坐對健康的益處，光是單純的聚焦注意力，怎麼能對身心產生這麼深遠的影響呢？

答：人體內有一個主要的神經系統，即是自律神經系統或內臟神經系統，又稱爲不隨意神經系統，也可說是腦部最原始的部份，所有動物都有。這一神經系統調節呼吸、心跳、消化、流汗等等生理功能，影響遍及全身，也負責肌肉的收縮和放鬆，調節內分泌系統。若少了自律神經系統，我們可就沒命了。

自律神經系統，還可以再細分爲交感神經和副交感神經兩部份。交感神經系統能加速身體的新陳代謝，讓心跳加速、肺部支氣管擴張、促進壓力荷爾蒙反應、讓肌肉繃緊，這一切，全是爲了典型的「打或逃（fight or flight）」反射而生。舉例來說，如果我們去嚇一隻狗，這隻狗要不逃走，要不就朝我們撲上來，只有打或逃兩種反應，此時狗的交感神經必須完全啓動，才能引發這兩種反應。在這一點上，人和狗都是一樣的。因此，交感神經系統又稱之爲壓力反應系統，讓我們在遇到緊急狀況時，能壓制其他生理功能，全心全意地應付壓力。

可惜的是，現代人的生活幾乎無處不是壓力，一醒來，不免要爲了工作、學業、人際關係等等成天忙不完的事而煩惱。我們每天都長時間工作，難得有時間好好吃飯、休息，即使夜裡要入睡了，也還有煩不完的心事。這使得我們長時間處在交感神經負荷過重的狀態，原本在危急時刻救命的「打或逃」反射反應，已成了現代生活習以爲常的運作模式。

另一方面，副交感神經則能放鬆身體，並將人體的恆定和調控機制帶回悠閒的平衡狀態，緩和心跳、呼吸、內分泌反應的速度。靜坐能放鬆心智，也刺激了副交感神經系統，讓身體重回和諧與完整。

打或逃反應

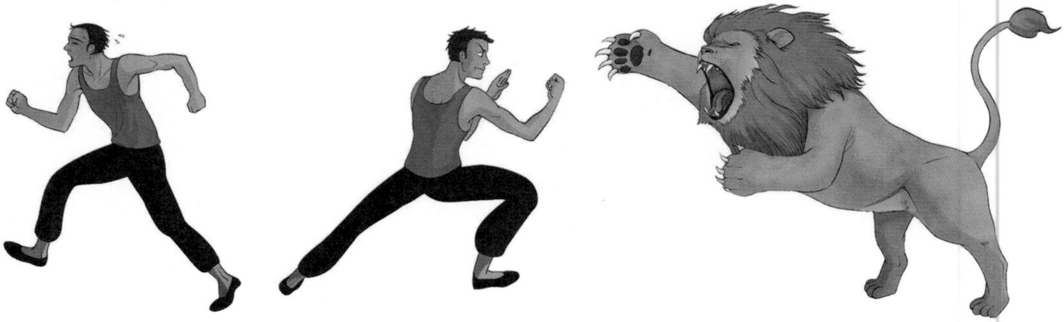

人遭受攻擊時會立即活化交感神經系統，讓身體做好「打」或「逃」的準備。心跳加速、肺部擴張、肌肉緊繃、短暫能量爆發，幫助我們面對壓力做好反應。

然而，原本暫時性的反應，如今卻成了現代人的常態，我們的生活充滿了焦慮與恐懼，使身體長期處於緊張之中，不得安歇。

問：我記得你在幾年前，除了將靜坐與副交感神經系統連結在一起之外，還發表了一篇廣被引用的科學文章，將靜坐比喻為「低代謝率的生理夏眠」，你可以介紹一下這篇文章嗎？

答：從靜坐所引發的放鬆狀態來看，我們很容易了解身體的新陳代謝率會自然下降的原因，但是靜坐到一個極限時，那種完全放鬆的狀態和夏眠只有一線之隔。動物在夏眠和冬眠時，身體處於最放鬆的狀態，靜坐就能逼近這一狀態。我的論點獲得一九七〇年代至今眾多生理學研究的支持，也就是在靜坐過程中，新陳代謝率會下降。

問：降低新陳代謝率的好處在哪？

答：我們先不談心理上的益處，只談生理上的好處。常常處於悠閒平衡狀態的人，他體內所有的器官及生理系統必定都處在最佳狀態下，彼此的運作也一定是協調的。這種狀態下的生理器官和系統，對壓力的反應反而更好。另一方面，想像任何一個生理系統長期處於壓力之下，就像我們現在的生活一樣，這個生理系統的活力一定會隨時間而衰退的。事實上，人體長期承受壓力，正是提早老化的原因。

問：那麼，靜坐的心理益處呢？

答：悠閒的心靈必然是快樂而自由的，那是充滿了純眞、敬畏、日新又新、和創意的童心，是勇於追尋希望的心，這樣的心靈不僅爲自己的身體帶來了正面的能量，也造福了周遭的人。

正是這樣的心靈，懷抱著與眾不同的價值觀和美感，能在醜惡之中看見美，在眾人眼裡的瑕疵中看見圓滿。這樣的心靈，眼中的自己和他人都是正向而健康的。這些心靈的投射，本身就會引發人體的和諧狀態，並帶來最佳的健康。

我們常說身心是同一枚銅板的兩面，彼此影響，難以分離。然而，靜坐得愈深，我們會發現心靈是高過身體的，其實是心靈的指令引發了身體的變化。

問：若真如此，是不是每個人都該努力降低新陳代謝率？

答：關鍵不在於把新陳代謝率變低，而是訓練身心隨順自己的意願，進入深刻的和諧、一致、和悠閒。低代謝率的狀態不過是心靈狀態「對了」的自然結果罷了。

靜坐的放鬆狀態猶如夏眠，腦卻是清醒的

我們在 1998 年刊登於《生理科學新知（*News in Physiological Sciences*）》的這篇論文，將靜坐後的放鬆反應，比喻為生物夏眠的低代謝狀態，在環境不利時進入休眠狀態，是一種可見於哺乳類和爬蟲類動物的演化反應。

心跳和呼吸速率減緩，氧氣的攝取和二氧化碳的排放也隨之減少，體溫下降，新陳代謝變慢，靜坐的放鬆狀態很近似於動物的深沈夏眠，副交感神經系統接管了身體，排除了醒時主要的「打」或「逃」反射模式。

然而，儘管靜坐者的生理數據與夏眠類似，腦波圖（註）數據指出，靜坐者腦部前端和中間的腦波落在 α 到 θ 的範圍（8 ～ 12 赫茲），這代表了人是清醒的，而非深層睡眠的無意識狀態，那時的腦波會落在 1 ～ 4 赫茲的 δ 波。

這樣的放鬆反應經證實是以副交感神經的活化為主，能對治日常生活長期的焦慮、恐懼、和壓力心態。靜坐可以視為人在面對壓力時，將原本非自主的休眠進行了複雜的調適，而成為一種自主、可訓練的狀態，以此面對現代社會的壓力。

（**作者註：**腦波圖（EEG）的測量，是透過在頭皮上放置電極，以量測靜坐過程中的大腦活動。EEG 能放大大腦最外層神經組織（又稱大腦皮質）之神經元所發射的電子訊號，並將這些訊號所得出的鋸齒狀線繪製於報表紙上。腦波圖的數據可依波峰或波谷的出現頻率以區分不同的腦波。）

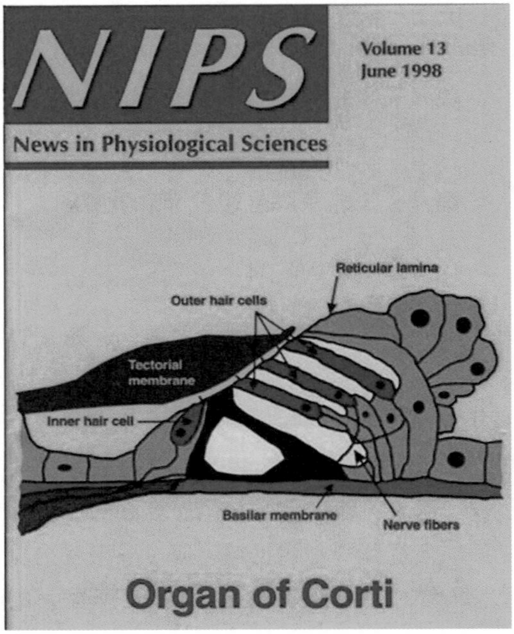

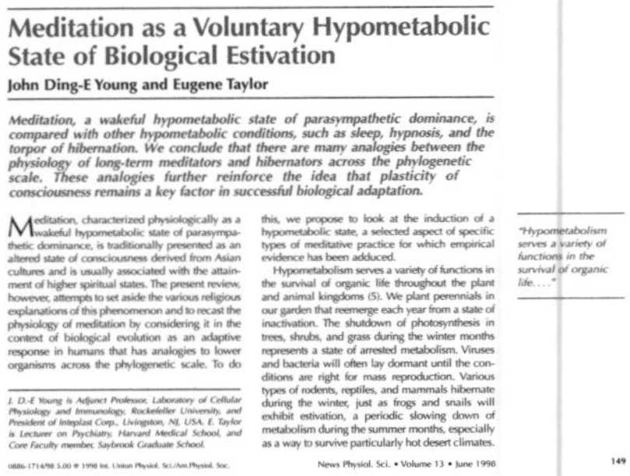

Meditation as a Voluntary Hypometabolic State of Biological Estivation

John Ding-E Young and Eugene Taylor

Meditation, a wakeful hypometabolic state of parasympathetic dominance, is compared with other hypometabolic conditions, such as sleep, hypnosis, and the torpor of hibernation. We conclude that there are many analogies between the physiology of long-term meditators and hibernators across the phylogenetic scale. These analogies further reinforce the idea that plasticity of consciousness remains a key factor in successful biological adaptation.

Meditation, characterized physiologically as a wakeful hypometabolic state of parasympathetic dominance, is traditionally presented as an altered state of consciousness derived from Asian cultures and is usually associated with the attainment of higher spiritual states. The present review, however, attempts to set aside the various religious explanations of this phenomenon and to recast the physiology of meditation by considering it in the context of biological evolution as an adaptive response in humans that has analogies to lower organisms across the phylogenetic scale. To do this, we propose to look at the induction of a hypometabolic state, a selected aspect of specific types of meditative practice for which empirical evidence has been adduced.

Hypometabolism serves a variety of functions in the survival of organic life throughout the plant and animal kingdoms (5). We plant perennials in our garden that reemerge each year from a state of inactivation. The shutdown of photosynthesis in trees, shrubs, and grass during the winter months represents a state of arrested metabolism. Viruses and bacteria will often lay dormant until the conditions are right for mass reproduction. Various types of rodents, reptiles, and mammals hibernate during the winter, just as frogs and snails will exhibit estivation, a periodic slowing down of metabolism during the summer months, especially as a way to survive particularly hot desert climates.

"Hypometabolism serves a variety of functions in the survival of organic life. . . ."

J. D.-E Young is Adjunct Professor, Laboratory of Cellular Physiology and Immunology, Rockefeller University, and President of Inteplast Corp., Livingston, NJ, USA. E. Taylor is Lecturer on Psychiatry, Harvard Medical School, and Core Faculty member, Saybrook Graduate School.

0886-1714/98 5.00 © 1998 Int. Union Physiol. Sci./Am.Physiol. Soc.

News Physiol. Sci. • Volume 13 • June 1998

149

左圖之柯蒂氏器插畫改繪自 Liberman, M. C. and L. W. Dodds. 1984. Single-neuron labeling and chronic cochlear pathology. III. Stereocilia damage and alterations of threshold tuning curves. *Hearing Research* 16(1): 55-74, 本圖經改繪並使用於 *News in Physiological Sciences* 1998 年 6 月刊封面（見 Ulfendahl, M. and A. Flock. 1998. Outer hair cells provide active tuning in the organ of corti. *News in Physiological Sciences* 13(3): 107-111）
右圖轉載自 Young, J. D.-E and E. Taylor 1998. Meditation as a voluntary hypometabolic state of biological estivation. *News in Physiological Sciences* 13(3): 149-153.
二圖皆經 Elsevier 與 American Physiological Society 同意使用 .

8 天深度靜坐實驗，發現意志可控制心跳

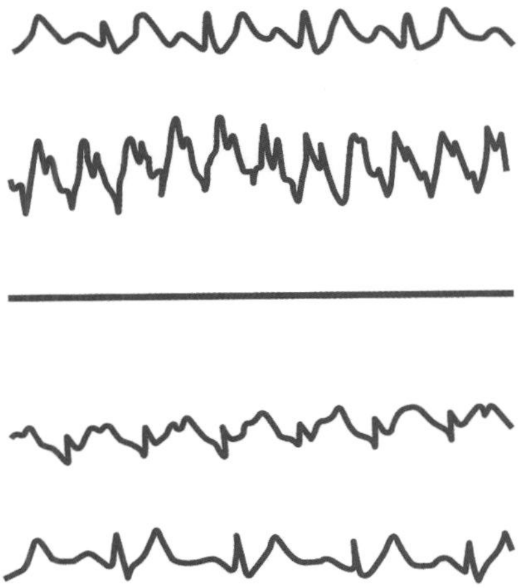

第一天：正常心跳

第二天：產生心搏過速

第二天至第五天：無電波干擾之靜坐期

第八天：結束靜坐前30分鐘的心跳

第八天：結束靜坐後2小時的心跳

許多以各法門的靜坐者為研究對象的實驗，都觀察到了這種低代謝率的狀態。其中有一個實驗相當特別，將一位六十多歲，名為薩特亞姆拉迪（Satyamurti）的瑜伽士，埋在地底下一個以水泥磚塊完全密封而不透氣的小空間裡，為期八天，以模擬洞穴閉關的情況。沒有進食，沒有新鮮空氣流通，只有最少量的水，而這名瑜伽士竟然撐了過來。他進入了類似於夏眠的深度靜坐狀態。裝在他身上的心電圖機，在第一天量到的心跳正常，但接下來就出現了竇性心搏過速（每分鐘心跳高於正常範圍的 100 下）的症狀。第二天早晨的心跳高達每分鐘 250 下。然而，當天稍後，薩特亞姆拉迪的心跳竟然降到了心電圖機無法量測的地步，直到實驗在第八天結束前的 30 分鐘左右才能恢復到可偵測範圍。薩特亞姆拉迪從地底密室出來之後，約莫兩個小時內，心跳就恢復了正常。至今學界仍無法解釋重要生理功能在深度靜坐中暫停的現象，只知道就連心跳這類一般狀況下不由自主的生理程序，也是能由靜坐者的意志所控制的。

（**作者註**：心電圖是以固定於胸腔上的電極量測心臟的電流活性，包括心跳。）

本資料轉載自 Young, J. D.-E and E. Taylor. 1998. Meditation as a voluntary hypometabolic state of biological estivation, *News in Physiological Sciences* 13(3): 149-153. 本圖經 American Physiological Society 與 Elsevier 同意，改繪自 Kothari, L. K. et al. 1973. The yogic claim of voluntary control over the heart beat: an unusual demonstration. *American Heart Journal* 86(2): 282-284.

同樣地，我們沒有追求任何身心的境界或狀態的必要，只有徹底領悟人生眞相，包括生命以及我們自己的眞相，才是眞正唯一重要的事。其他一切，自然會隨之而來。

問：說白了，你要表達的是，別把低代謝率的狀態當成了靜坐的目標。這種「無為而為」的心態只限於用以看待靜坐的健康益處？還是必須平等地用來看待所有身心的變化？

答：靜坐確實對身心有許多好處，不光是健康上的，而且會擴及生活的每個面向。我們必須全心信任這展開的過程，也就是只著眼於靜坐本身，而不是捨本逐末地去追逐各種益處。因此，先確定你要追求的只有人生眞相這回事，並用心去體悟到精通的地步，其他一切自會隨之而來。

爲什麼我們要花這麼多時間來介紹靜坐的各種成效？這一切全是因爲我們身處於猜疑心較重的世界，一切都要眼見爲憑。多年來，我明白了大多數人必須抓一點具體的東西，是摸得到、聞得出來、看得見、感受得到的，才願意嘗試靜坐。但諷刺的是，靜坐其實是「捨」重於「得」的。只要明白這一點，所有問題都不再是問題，因爲那道理本身是再清晰不過的了。

17 完全放鬆狀態的神經生理和功能變化

問：我知道近來有些研究在探討靜坐引發的生理變化，尤其著重於腦部的改變。我想問的是，靜坐最明顯的變化有哪些？

答：靜坐並不是只有一種方法，對身心的影響也不是單一的，它可說是一門橫跨各種身心領域的操練，所引發的變化則依採用的具體法門和個人的身心特質而異。然而，科學家確實發現了，以呼吸爲主（尤其是將呼吸速度放慢）的靜坐，有些變化是相通的。我從一九八〇和一九九〇年代開始推廣這些研究，希望讓更多人知道靜坐也有科學的一面。

靜坐時，腦部最明顯的變化是，腦波由典型的清醒和忙碌狀態的β波（頻率爲14～30赫茲，赫茲爲每秒週期，是計算頻率的單位）轉爲放鬆和專

腦波

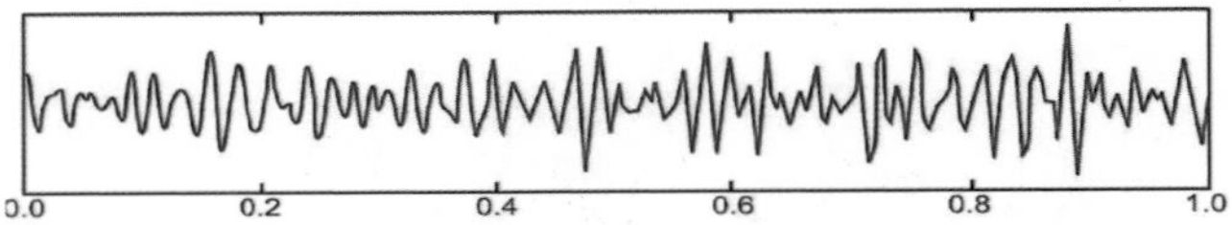

γ 波 (30-100 赫茲)
洞見不絕、高層次的資訊統整狀態

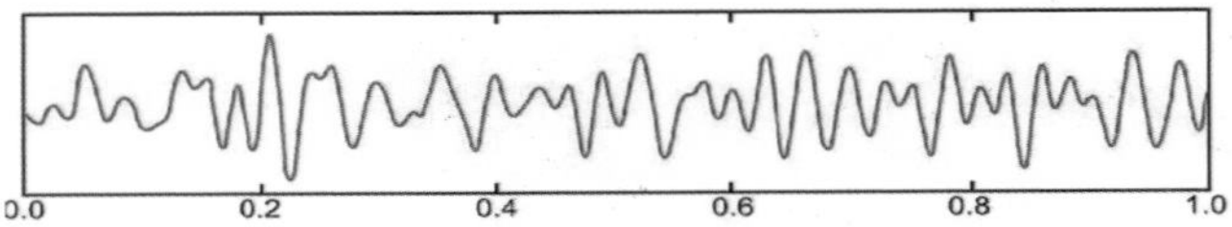

β 波 (14-30 赫茲)
清醒、一般的警覺而多念頭的意識

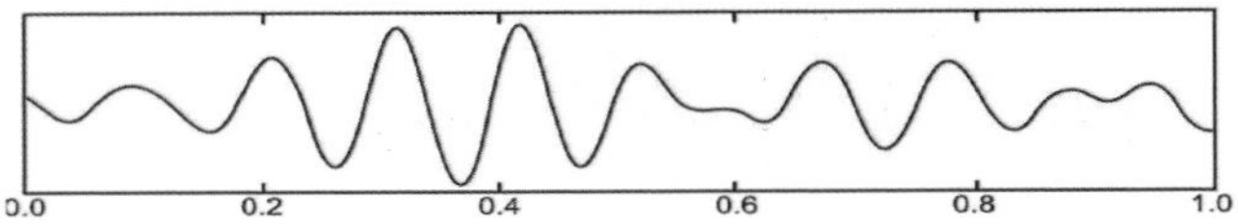

α 波 (9-14 赫茲)
放鬆且平靜的意識，能進行創造性的觀想

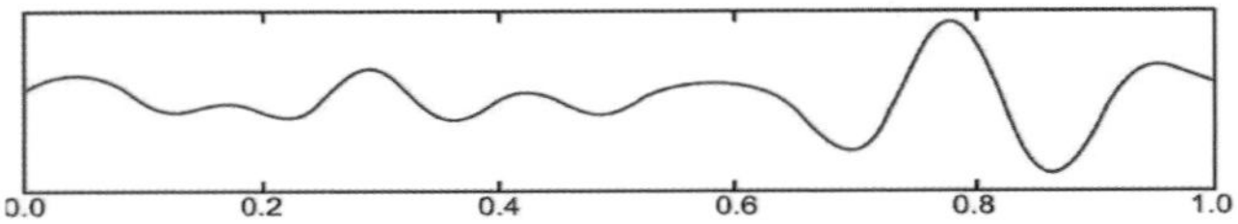

θ 波 (4-8 赫茲)
深度放鬆、淺眠狀態

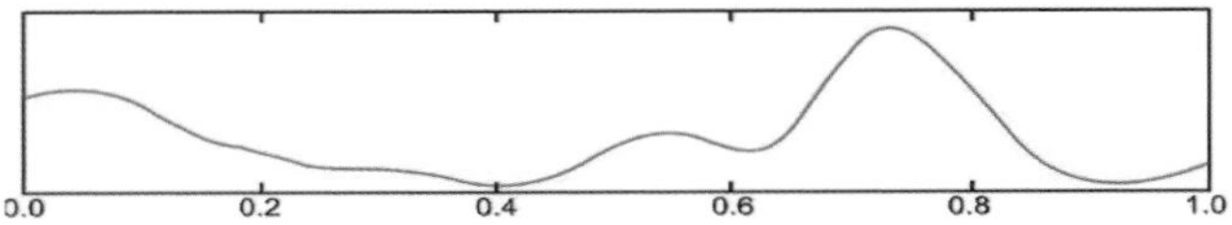

δ 波 (1-3 赫茲)
深沈的無夢睡眠，昏迷狀態

腦波反映了腦部活動的水平，是由僅約 1.5 ～ 5 mm 厚，散佈於大腦最外層皮質組織裡的 700 ～ 1000 億個神經元所發出的電流訊號所得的。科學家已經發現，靜坐能將腦波頻率由處理複雜資訊時警覺而多思緒的γ和β波，減緩為放鬆而平靜意識狀態的α波。更深沈的冥想狀態，則可觀察到深度放鬆和深睡狀態下的θ和δ波。

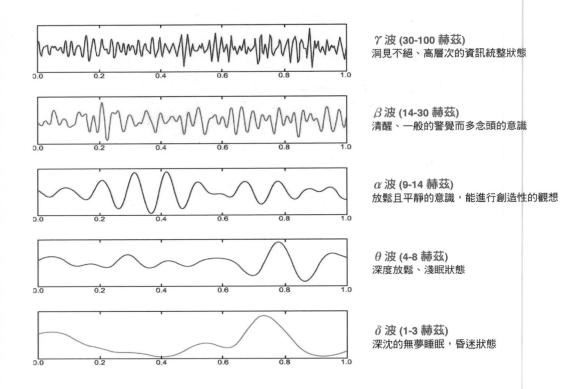

大腦的不同區塊表現不同的腦波

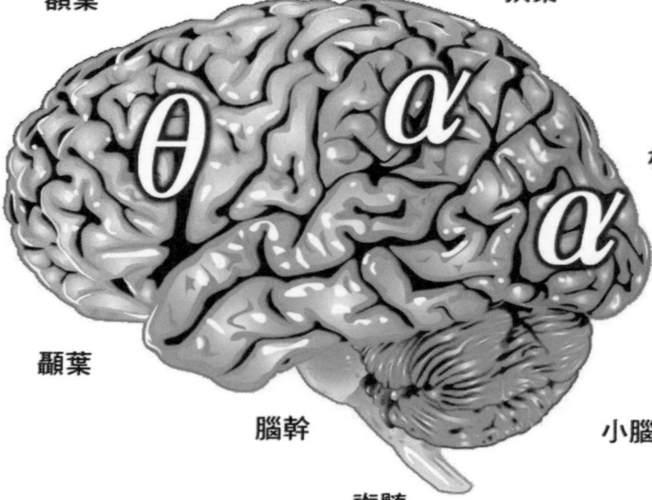

大腦由額葉、頂葉、顳葉、和枕葉所組成，每個區域控制不同的生理和心理活動。靜坐時，負責處理感官知覺、空間數據、及語言處理的頂葉，常可觀察到 α 波，而負責視力的枕葉也有類似現象。α 波通常出現於放鬆的清醒狀態下，這代表靜坐者是處於深沈的放鬆狀態，並非無意識的睡眠。靜坐者的感官雖然在放鬆狀態，但仍然是充分警醒的。

比較老到的靜坐者，大腦還可能出現 θ 波，尤其在負責分析推理、邏輯、解題、規劃、決策、控制行為、情緒、和運動的額葉。θ 波通常出現於深度放鬆或淺睡期，已有一定靜坐功力的靜坐者才能觀察得到這種 θ 波狀態。

我們的大腦日夜動個不停，無論大小事都能引發我們的關注，這樣不斷地接收刺激，也使得腦波容易雜亂。我們觀察靜坐者腦波的合一性時，發現一個挺有意思的現象，也就是靜坐本身便能使腦波進入以 α 波為主的狀態。學者已經發現，進入合一性的腦波和平常的散亂狀態大不相同，有增進智力、認知、創意、促進情緒穩定、強化道德推理、提升自信心等有益的「副作用」。

注狀態的α波（頻率爲9～14赫茲）。更放慢一點，還可以進入睡眠狀態下的θ波（4～8赫茲），以及更深層休息狀態的δ波（1～3赫茲），這時腦部幾乎不運作，就像昏迷一樣。整個腦部都可以見到這些變化，尤其在掌管意志和個性的額葉特別明顯。

早在一九八〇年代初期，我與幾位科學朋友已經知道，腦部最明顯的變化不只是腦波變慢而已，而是這些腦波的步調**同步而合**一了。合一性指的是所有的波動疊成了一個同步的波形，以相同的速度前進，好像是同出一源似的。從那時起，腦波的**同步現象**或**合一性**就引起了我的注意，很快我就確認了，靜坐就像是腦部運作的**量子振盪器**，在其中，時空的架構從最細微到最廣大的層次全被同步連結了，由身心的最深處，一路通達到最廣渺的宇宙。靜坐成了通往**超覺境界**的門戶，帶來超時空的主觀經驗，可說是許多瑜伽行者和靜坐者的靈性體驗，與眼前這個現實世界的時空架構之間的橋樑。

這一非凡的發現，本身其實十分單純，也爲我開啓了兒童教育的全新可能。如果我們希望在教育中培養孩子的靜心狀態，這是最直接的理論基礎。在我看來，大腦的合一性正是平衡左右腦、充分發揮腦部潛能，也就是開發「創意心靈」的根基。

許多年後，大約是二〇〇〇年代初期，另有科學家證實了，靜坐的過程中，腦波不只是會變慢，有時候甚至會增快到γ波（30～100赫茲），而在這麼高頻率的腦波狀態中，依然能觀察到合一的現象。其實，許多靜坐的受試者在研究過程提到，這種高頻的合一同步狀態發生時，他們也進入了超覺經驗。這高速的合一狀態便是「零能量消耗理論」的基礎，也因而說明了，最寧靜的心靈狀態不光是能帶來身心的平衡與健康，還與神祕的超覺經驗有關。很明顯的，腦波型態的不同，完全取決於所探究的是哪一種靜坐法，我們可以預期，未來會觀察到各種不同的腦波型態，全都能推論出同一個結論。

問：你剛剛提到，不同的靜坐方法會引發不同的神經生理反應，可以請你舉例說明背後的原理嗎？

答：目前已被認同，複誦神聖聲音（像是持咒、頌禱、或某些特別的聲音）的靜坐法通常能增強記憶力，無論是誦出聲來，還是在心裡默唸都行。功能性核磁共振（fMRI）、單光子電腦斷層攝影（SPECT）等等腦部影像研究都證實了，腦部儲存記憶的部位（海馬迴）在這類重複唸誦的靜坐中特別

長期靜坐者於靜坐時能自行引發高振幅同步的γ波活動

靜坐時γ波活動的分佈情形

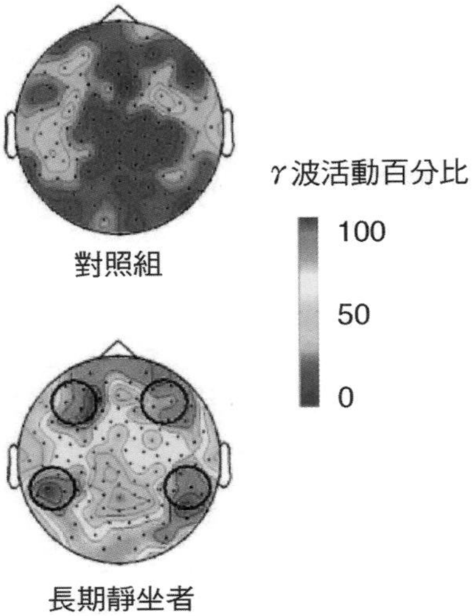
γ波活動百分比
100
50
0
對照組
長期靜坐者

顏色量尺代表了各組人員在靜坐過程中，γ波活動顯著增加的人數百分比。

靜坐資歷與γ波活動的相關性

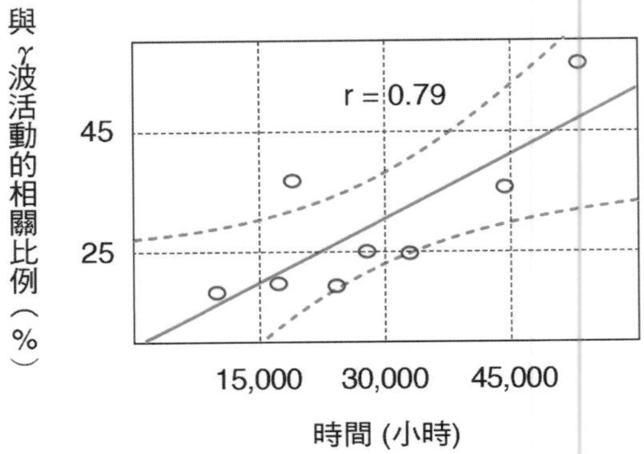

長期靜坐者的靜坐時數與γ波活動相對比例的相關性。

靜坐能引發腦部高振幅同步或合一的γ波活動，而γ波的相位同步與注意力、記憶、學習、及意識覺知有關。

由威斯康辛大學的理查 · 戴維森博士（Dr. Richard J. Davidson）和原是法國分子遺傳學者的藏傳佛教僧人馬修 · 李卡德（Dr. Matthieu Ricard）兩人領軍的研究，發現長期靜坐者可以自行引發一種與高振幅相位同步γ波活動一致的腦波模式，相當於大幅度的γ波相位同步性，這意味著透過靜坐，可以逐漸提升神經元的同步化。

這些結果指出，無論是長期或短期的靜坐，對於人類的大腦都有著深遠的影響，或許可做為強化智力潛能的一種訓練。

本圖經 PNAS 同意，改繪自 Lutz, A. et al. 2004. Long-term meditators self-induce high-amplitude gamma synchrony during mental practice. *PNAS* 101(46): 16369-16373. Copyright © 2004 by the National Academy of Sciences, U.S.A., PNAS 不為翻譯內容負責 .

零能量消耗理論

	腦部能量消耗	意識	腦波
一般清醒時的意識	高	自我	β 波
靜坐	↓	↓	α 波 θ 波 γ 波
超脫	零能量	無私奇點	同步的腦波

「零能量消耗理論」常用來指稱一種深沈的靜坐狀態，在這狀態下，大腦不會消耗能量，卻能處於一種極為清醒及平靜的意識狀態。

在一般清醒的意識下，我們的大腦不斷運作，總是忙著處理紛飛的念頭、情緒、和外界傳來的感官資訊。這麼一來，在這樣的狀態下，我們的大腦自然會消耗更多能量。這個狀態是以 β 波為主，也就是相對於外在世界，我們會有強烈的自我感和個體感。

然而，當我們經由靜坐，進入較放鬆的意識狀態時，腦波會由 β 波轉為 α、θ 和 γ 波，甚或傾向引發腦波的同步合一。大腦在這樣的高頻率狀態下，表現達到顛峰，能使不同的神經網路同步，建立一強勢的神經迴路，讓散漫、習性、或慣性的影響減至最低。大腦進入了一種毫不費力的放鬆清醒狀態，耗能降低，甚至有時達到零耗能的地步。大腦進入這一狀態時，心靈便失去了原有的強烈自我感，靜坐者的眼光於是煥然一新，更為寬廣，與外在世界更有接觸，身心籠罩在一種無私的感覺裡。

資料來源：Davidji. 2012. Secrets of Meditation: *A Practical Guide to Inner Peace and Personal Transformation*. Hay House, Inc., 87.

Nuallain, S. O. 2009. Zero power and selflessness: what meditation and conscious perception have in common. *Cognitive Sciences* 4(2): 49-64.

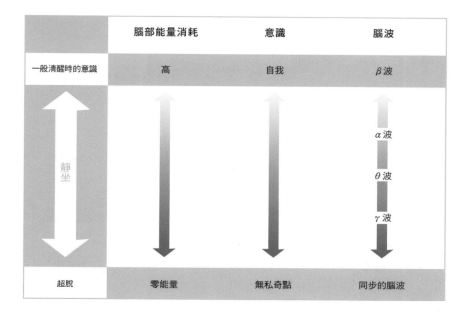

默咒法靜坐活化海馬迴

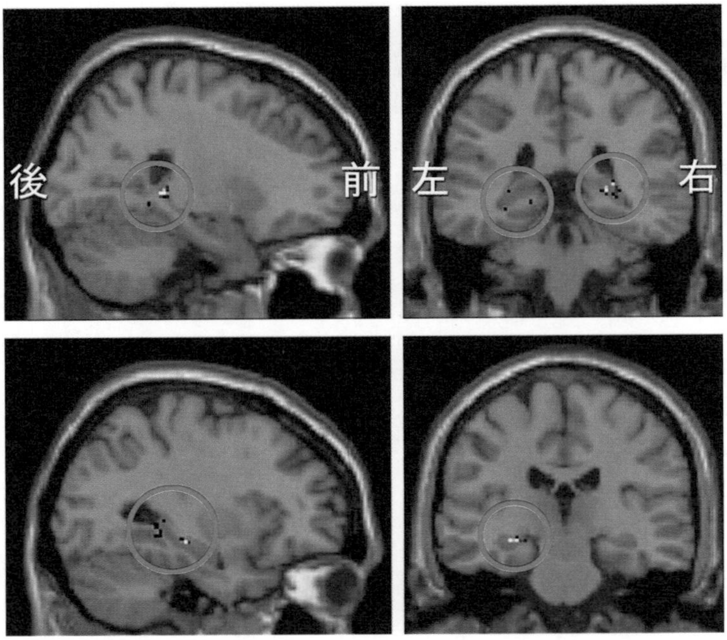

矢狀切面（縱切面）　　　　冠狀切面（橫切面）

靜坐經驗不到兩年的中等程度受試者，在研究過程中必須採用「默咒法」靜坐。功能性核磁共振（fMRI）影像顯示，在默咒靜坐期間，海馬迴／海馬旁迴有活化的現象，這一位置已由先前的科學家證實是掌管記憶儲存和鞏固的中樞。靜坐過程中的記憶鞏固現象說明了為什麼默咒法必須有意識的持續憶起、複誦一串字音。然而，這一推論還需要更進一步的實驗予以證實。

（**作者註：**為清楚辨識，圖中另以紅圈標示腦部活化處。）

本圖經 Mary Ann Liebert, Inc. 同意，轉載自 Engström, M. et al. 2010. Functional magnetic resonance imaging of hippocampal activation during silent mantra meditation. *The Journal of Alternative and Complementary Medicine* 16(12): 1253-1258.

活躍。另一方面，禪坐等運用如觀照心念較抽象的靜坐方式，活化的腦部區域則截然不同，主要是負責邏輯與分析的額葉。

不同的靜坐法所引發的反應，可說有無窮的組合。

問：這些似乎都是腦部高等認知功能的變化，那麼，基礎一點的功能呢？像是腦幹，有何變化嗎？

答：其實靜坐對腦部基礎功能的影響也很明顯，這部份的功能與生存息息相關。在這一點上，人類和動物並沒有兩樣。呼吸、心跳、消化、排泄、流汗、荷爾蒙分泌、肌肉收縮等維繫生命的功能都會受到靜坐的影響，無論什麼靜坐法都一樣。所以，我前面才會介紹交感神經和副交感神經的不同功能，交感神經系統（自律神經系統）通常會促進身體維繫生存不可或缺的功能，而副交感神經系統則負責放鬆，讓這些作用回復到正常的基準點上。以神經生理學的角度來說，我認爲靜坐能強化副交感神經系統，並同時降低交感神經系統的作用，所以靜坐時和靜坐後會變得放鬆，而大多數靜坐法都會使代謝率顯著降低，靜坐到最深沈的地步時，各方面的生理反應都和動物的休眠、冬眠、或夏眠十分相近。

靜坐者的腦波變化

腦波數據：θ 波活動

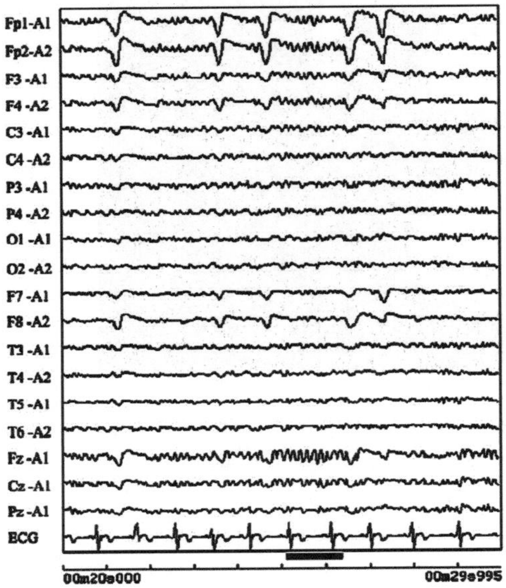

腦電波圖

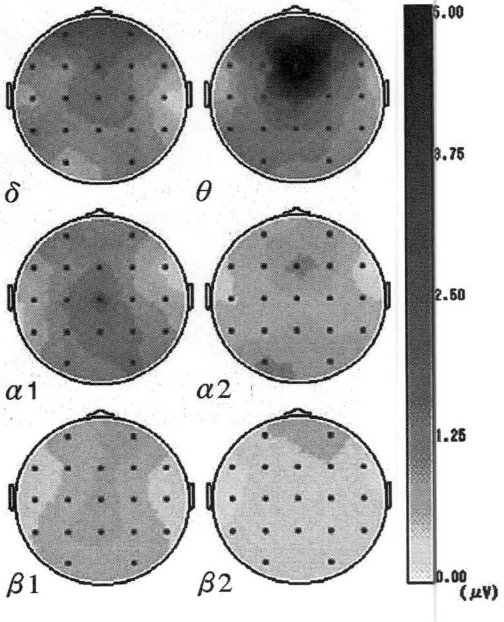

分析時間：00m25s100+1.28s

25 位學習「數息法」的日本大學生，於呼吸時一一計數，以計數到 300 為重複週期，並測量其腦波，以探知練習數息對腦部的影響。由腦波儀所收集到的資料顯示，學生在數息時腦波呈現 θ 波（左圖）；θ 波出現在前額葉中區，腦電波圖中以較深的顏色顯示（右圖）。

θ 波通常隨著簡單、無需複雜縝密思考的緩慢重複活動而出現，一般認為可以由具有類似特質，需要專注而重複的數息法所引發。

本圖經 Elsevier 同意，改繪自 Kubota Y. et al. 2001. Frontal midline theta rhythm is correlated with cardiac autonomic activities during the performance of an attention demanding meditation procedure. *Cognitive Brain Research* 11(2): 281-287.

禪修靜坐時的腦部活動

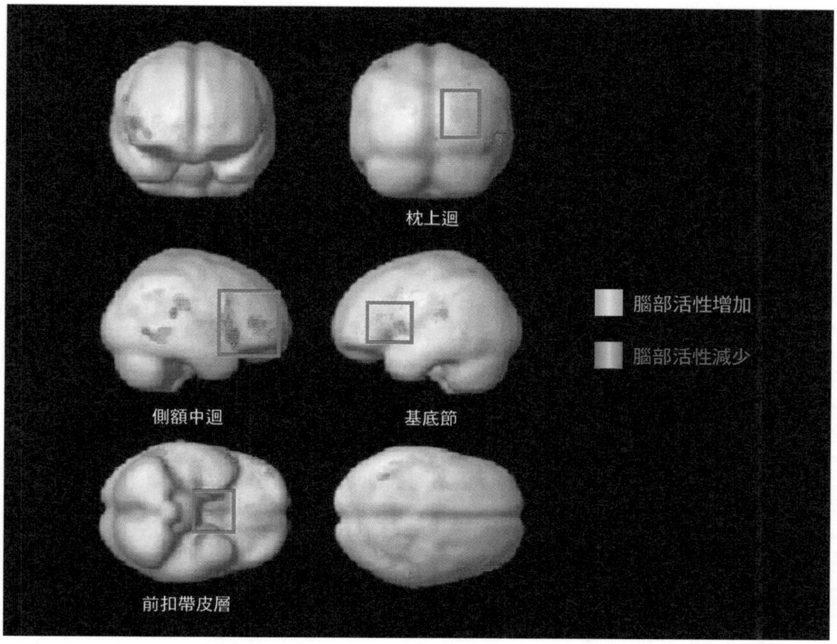

這個實驗要求 11 位資深的禪修靜坐者「切換神經」，由一般的意識狀態轉換至靜坐狀態，而他們的功能性核磁共振影像，顯示了位於前額葉皮質的側額中迴和基底節的活性增加，而前扣帶皮層與枕上迴的活性減少。

掌管複雜認知行為、人格、決策、正確社會行為的前額葉活性增加，是與注意力專注、情緒共鳴、和正向心境相關的；而控制行為、協調肢體運動的基底節，一般認為是受到靜坐時專注、調節呼吸所引發的意識聚焦的影響。前扣帶皮層掌控人體非自律的功能（如心跳），以及由意志控制的情緒及決策功能，而枕上迴則控制了視覺方向，這兩者活性下降的現象，説明了為什麼在靜坐時比較容易放下習以為常的身體感受，也比較不受外界的刺激分心。這帶來一種狀態，向內觀照和沈思終於勝過了平常佔據意識的身心紛擾，銷融了時空的分別，心靈終於找到了平安與寧靜。

本圖經 Dr. Hans Stødkilde-Jørgensen 同意，轉載自 Ritskes, R. et al. 2003. MRI scanning during zen meditation: the picture of enlightenment. *Constructivism in the Human Sciences* 8(1): 85-89.

靜坐能引發一種清醒的低代謝生理狀態

哈佛醫學院的羅伯特 ・ 華勒斯博士（Dr. Robert K. Wallace）和赫伯 ・ 班森博士（Dr. Herbert Benson）在 1971 年最早進行的靜坐生物醫學研究，觀察 36 名受試者於靜坐時所引發與副交感神經反應相似的各種生理益處。

這些效應包括了耗氧量下降，由一般狀態的每分鐘耗氧 251 立方公分下降至 211 立方公分 ，二氧化碳的排出量也由每分鐘 219 立方公分下降至 187 立方公分。由於二氧化碳排出量相對於耗氧量的比例在靜坐前、中、後等三個階段是相同的，因此新陳代謝率的顯著差異必定是這些明顯變化的主要因素，同時也造成了呼吸速率下降、耗氣體積上升。雖然呼吸次數較少，卻呼吸得較深，這使得血氧濃度反而上升了。

這些新陳代謝率的立即改變，也呼應了另一項睡眠期間和靜坐階段耗氧量的研究比較，睡眠期間耗氧量在五小時內下降 8%，靜坐期間卻在不到一小時內下降了兩倍，這指出了在靜坐時，新陳代謝率的改變是多麼的迅速。

基於這些研究結果，我們可以知道靜坐似乎能引發一種清醒的低代謝生理狀態，與平時的清醒、作夢、睡眠狀態都不一樣。雖然生理上的反應很像身體完全放鬆的深睡狀態，卻可在腦部不同部位觀察到一種平靜的清醒狀態，從神經生理的反應來看，和警覺或清醒的意識狀態相當類似。

（**作者註：**這些研究所採用的靜坐法是一般人熟知的「超覺靜坐」，是一種以音聲或持咒為主的靜坐法門，大約在 1950 年代中期由瑪赫西大師（Maharishi Mahesh Yogi）引進美國，隨後廣為流傳，全世界超過 500 萬人練習過超覺靜坐。超覺靜坐有一整套標準的七步驟課程，無論各種背景的人都能練習，也正因如此而更易於被科學界所研究。）

資料來源：Wallace, R. K. and H. Benson. 1972. The physiology of meditation: is the meditative state that is achieved by yogis and other Far Eastern mystics accompanied by distinct physiological changes? A study of volunteer subjects in the U.S. indicates that it is. *Scientific American* 226(2): 84-90.

之前，我針對這一另類的靜坐觀點，寫了幾篇科學論文，其中一篇在一九九八年發表於《生理科學新知（*News in Physiological Sciences*）》期刊。也許因爲我大膽地用科學把這些身心變化描述出來，意想不到地這篇文章引起相當大的迴響。

問：我知道你說過，某些神經生理的變化會隨靜坐法而異。那麼，靜坐所引發的其他生理變化全是相近的嗎？什麼靜坐法都一樣嗎？

答：即使其他的生理變化，也會因靜坐法而異的。大致來說，大多數靜坐方法都會使代謝率下降。然而，我有一位好友，哈佛醫學院的赫伯・班森博士（Dr. Herbert Benson）早在一九八〇年代初期，就在科學界著名的《自然（*Nature*）》期刊發表了一篇重量級論文，以修習拙火的西藏僧侶爲研究對象。靜坐者修練拙火時必須唸誦某些咒音，引發振動，可說是年輕僧侶修行功力的考核。

班森博士發現，受試者修練拙火時，有時候體溫會上升攝氏7～8度，也就是高達攝氏 45 度，顯然遠超過人類正常的體溫範圍。更奇怪的是，即使基礎體溫高到這個地步，但脈搏、心跳、呼吸速率卻仍維持在正常範圍

內。這個矛盾的現象既說明了人體的生理現象是相當有彈性，甚至有不可思議的可塑性，同時也指出了某些靜坐法確實能引發驚人的生理變化。

其他研究也證實了，某些靜坐方法能將呼吸速率降至幾乎中止的地步，而且這一變化是與意識的改變，如純粹意識經驗或超覺經驗息息相關的。其實只要靜坐者願意持續用功，這些變化都是可以被證明出來的。這一領域未來的研究，無疑地必須去剖析靜坐所引發生理變化的複雜度，以建立其與意識變化的關聯。

問： 如果靜坐的結果是這麼的因法而異，而世上的靜坐法門可說是不計其數，那麼，我們可以從這些科學研究得出什麼結論？

答： 你問到重點了，我在很多地方談過過去的研究結果，這些重要的靜坐科學證據，未來必然需要更深入地探究下去。換句話說，科學家必須找出不同靜坐法所引發的具體而獨特的腦部神經生理變化，才能證實這樣的推論：一個看來再簡單不過的心理練習（靜坐），的確足以引發腦部的神經化學與神經生理變化，進而對身心造成明顯的短期和長期影響。

然而，這些神經生理變化和靜坐的整體成果之間的相關性，仍有許多關

修練拙火靜坐前、中、後的皮膚、空氣溫度和心跳速率的變化

拙火（*g-tummo*，藏文意為「熱」）靜坐是一種由藏傳金剛乘僧侶所修持的神聖靈修靜坐，其目的是引發並控制遍佈全身的微細能量，也就是「拙火」。在修練拙火時，藏僧會產生大量的熱，烘乾赤裸上身所披掛的濕衣服，這一現象讓懷疑論者議論了至少一整個世紀。

哈佛醫學院的班森博士進行了一項研究，驗證拙火靜坐時的體溫變化現象。這項研究是由達賴喇嘛督導，結果也登上了有名的《自然》期刊。在研究過程中，三名資深的藏傳佛教僧人在修拙火的過程中體溫上升了 8.3℃ ，同時心跳卻相當穩定，起伏都在正常範圍內。

實驗 1

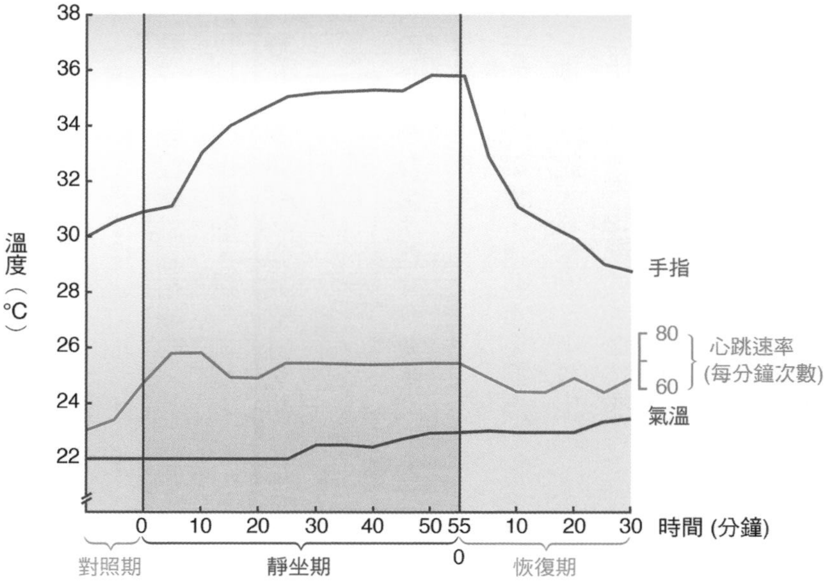

實驗 2

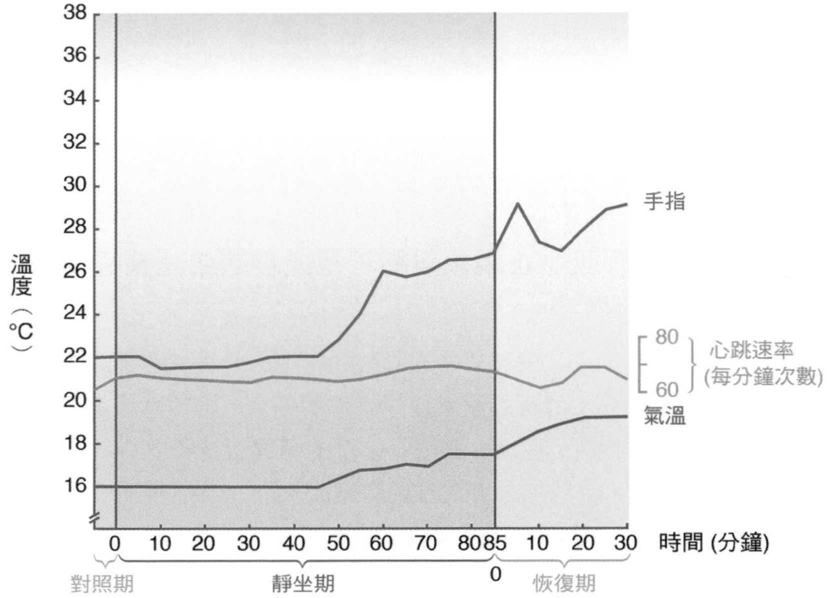

實驗 3

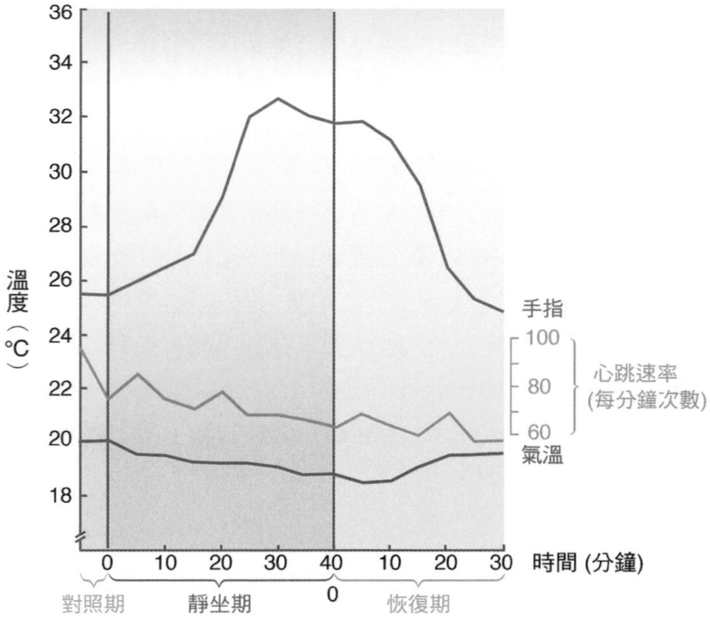

本圖經 Nature Publishing Group 同意，改繪自 Benson, H. et al. 1982. Body temperature changes during the practice of g Tum-mo yoga. *Nature* 295(5846): 234-236.

靜坐期間的呼吸中止現象與純粹意識經驗或超覺經驗相關

在超覺靜坐期間，受試者常提到他們會進入一種純粹意識的超覺經驗，一股放鬆平靜卻清醒的感受籠罩了整個身心，這種狀態常被描述為「完美的寧靜、安息、穩定、秩序，心理的疆界根本不存在……那是一種完全的心靈祥和，沒有念頭，卻仍有意識。」

超覺靜坐是一種不涉及呼吸控制的簡單認知技術，卻在四個不同對照實驗中的 40 名受試者身上出現了呼吸中止現象。事實上，這 40 位受試者共出現了 374 次呼吸中止現象，平均每人出現 9.4 次。

除了呼吸中止之外，靜坐者還出現了心跳減緩、新陳代謝率降低、基礎皮膚電阻上升的現象，這意味著一種自律性的穩定。加州大學爾灣分校的約翰 ・ 法洛博士（Dr. John T. Farrow）和赫伯 ・ 班森博士發現，呼吸中止階段是與純粹意識經驗相對應的。

左頁上圖顯示，11 位超覺靜坐的受試者在特定時間內，以秒為單位，所記錄下的呼吸模式，垂直起伏波動顯示吸氣與吐氣，水平的線條則顯示呼吸停止。圖中顯示在超覺靜坐期間可以經常觀察到呼吸停止的現象。

左頁下圖，超覺靜坐受試者被要求在靜坐時，如有經驗到純粹意識的時候，必須按下事件提示紐（圖中以倒三角形顯示），根據他們在靜坐時監測到的呼吸模式顯示，「經驗到純粹意識」與「呼吸中止」的發生時間，有高度的一致性。

呼吸模式實例

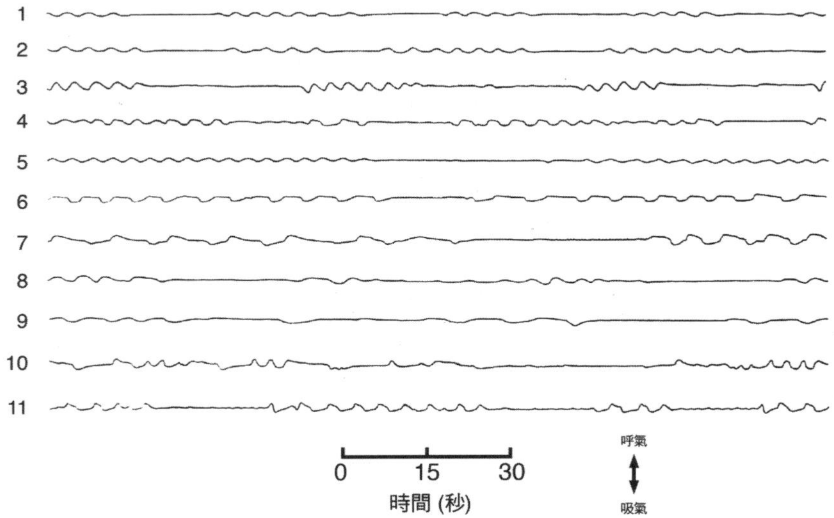

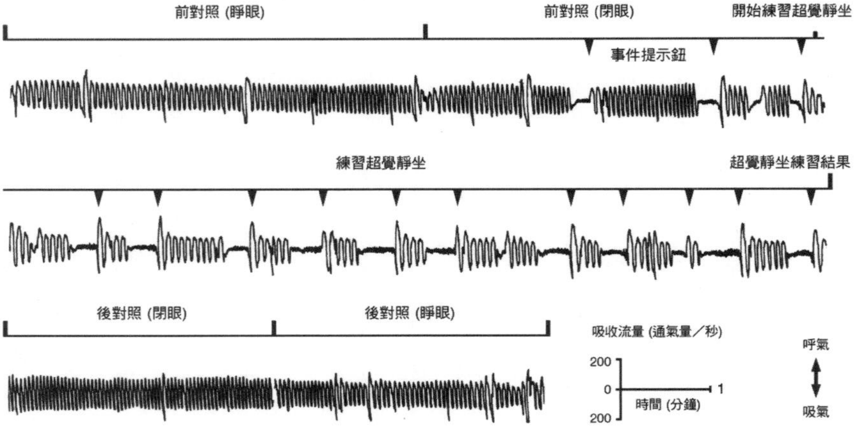

本圖經 Wolters Kluwer Health 同意，改繪自 Farrow, J. T. and J. R. Hebert. 1982. Breath suspension during the Transcendental Meditation technique. *Psychosomatic Medicine* 44(2): 133-153.

鍵細節有待釐清。也就是說，無論採用哪一種靜坐法，都會引發腦部多重區域和其他生理系統的變化，而這些變化到頭來又是怎麼導致身心的顯著變化？像靜坐這樣由身心的各個層面同時下手的主題，正是特別難以科學的研究流程一一釐清的，因爲科學方法一次只能鎖定一個變數或參數。

問：有所謂的「開悟神經生理學」嗎？換句話說，開悟大師的神經生理反應，是否真與凡人不同呢？

答：這個問題對你來說，是言之過早了。先這麼說，如果眞有開悟這回事，眞正開悟的人必定是徹底自在的，能自由的來，也能自由的走，隨心所欲。要將這樣完全自由的開悟狀態限縮成某種有限的神經生理現象，本身在邏輯上就說不通，可說是小看了「自由」本身，硬要把它塞進生理變化的框架裡。當然，一定有一些身心方面的神經生理變化是可以測量的，而且與靜坐的深度有關。然而，儘管這些科學研究確實能提高一般大眾對靜坐的信心，但切記不可過度強調，也不該奉爲圭臬。畢竟，靜坐純粹是一趟自我探索的個人旅程，不該只爲了求得一般大眾的接納，而淪爲一種科學或醫學的解析和詮釋。

18 靜坐能改善壓力反應

問：靜坐還會引發其他的生理變化嗎？能否舉一些例子？

答：腦部之外，最明顯、最重要的變化，大概非荷爾蒙莫屬了，而荷爾蒙也和腦部及神經系統的變化息息相關。荷爾蒙是指各種在人體內含量極微、影響卻能遍及全身的生物分子的總稱，可說是體內所有生理功能的調節器。

腎上腺是特別會受靜坐影響的一類荷爾蒙，這類荷爾蒙在人面臨壓力的刺激時一觸即發，啓動一連串的壓力反應。靜坐實驗的受試者無論是採取哪一種靜坐方式，血液中的壓力荷爾蒙（腎上腺皮質醇），以及尿液中由壓力所誘發的代謝物（正腎上腺素和兒茶酚胺）含量均偏低。這些現象所代表的

靜坐降低壓力荷爾蒙含量（皮質類固醇下降）

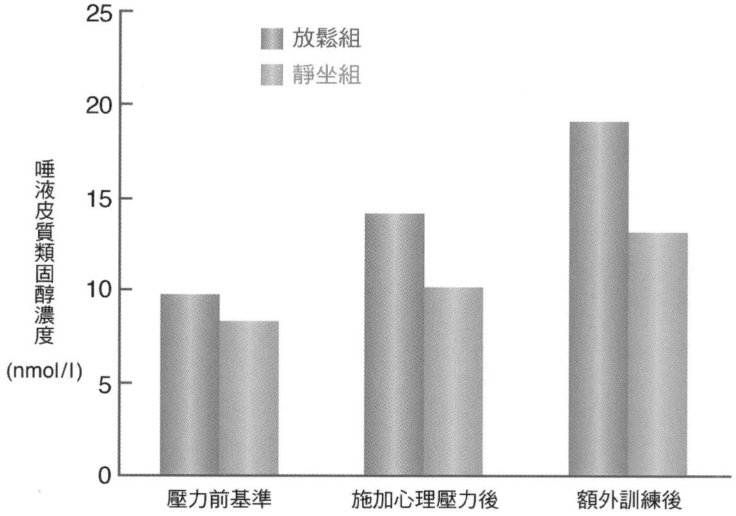

在一篇刊登於知名期刊《美國國家科學院院刊（*Proceedings of the National Academy of Sciences of the United States of America , PNAS*）》的研究中，研究人員以 80 名中國大學生為對象，檢驗其皮質類固醇的濃度，以了解他們在心算時所感受到的壓力程度。

皮質類固醇是人體在壓力情境下所釋出主要的壓力荷爾蒙，能增加血糖濃度，使身體能快速獲得能量，有助於活化交感神經反應。

有半數的受試者被指派到對照組，並學習一種常見的放鬆技術；另一半則分配到實驗組，接受超過 5 天的身心整合訓練，包括靜坐和內觀，每天 20 分鐘。與對照組相較，接受靜坐訓練的實驗組在進行認知練習時以及完成後，皮質類固醇的濃度都比較低，代表他們的壓力反應也比較低。

是：靜坐多少能幫助我們更從容地面對壓力，而無需全面啓動荷爾蒙等等調節因子。

別忘了，這些壓力荷爾蒙，是生物爲了因應生死關頭而在演化過程留存下來的，是爲了啓動人體全面求生的反應而激發的生存荷爾蒙。在生死一瞬間，全身一定是繃緊的，心臟等肌肉全部進入蓄勢待發的預備狀態。想想，要是以這種模式在現代社會生存，我們會活成什麼樣子？危機一觸即發、壓力無所不在。最慘的是，這就是我們每天的生活實況。從這個角度來說，靜坐提供了一種截然不同的調適模式，讓我們更妥善地發揮功能。

問：那麼，壓力是對人體最大的負面影響嗎？你的意思是不是說，人體長期處在壓力下是不可能健康的？

答：無論是物理性還是生理性的系統，只要長期承受壓力，結果只會愈來愈糟。然而，這不過是事實的一面。我們確實無法改變因爲科技日新月異，而使得現代社會壓力倍增的現實。我們隨時要處理大量的資訊。以你爲例，剛剛你在問問題時，一方面忙著在電腦上做筆記，還同時用手機傳簡訊。爲了追求效率和便利，我們不得不一心多用。請問，誰能立即扭轉這一

慈心靜坐能減輕壓力

科學家已經發現，靜坐對免疫、神經系統、以及心理都有正向影響。然而，目前為止大多數研究所探究的靜坐技巧都以培養平靜觀照的覺知為主，而尚未研究如慈心靜坐等其他方法。不同於超覺靜坐或觀照靜坐所強調的靜心、培養放鬆卻警醒並不偏不倚的觀者心境，慈心靜坐則著重於對他人表達一種無私利他的感情和正向的善意。

這項研究以 61 名艾默理大學的學生為對象，讓他們接受六週的靜坐訓練，每週 2 次，每次 50 分鐘，觀察他們的壓力反應。

受試者分為三組，對照組之外的受試者再細分為兩組，以他們在課堂上和回家後靜坐超過十分鐘的次數來區分。這項研究採用了兩種標準化的實驗室壓力測試，一是評估壓力免疫反應的「特里爾社會壓力測試（Trier Social Stress Test，TSST）」，另一是評估行為反應的「情緒評量表（Profile of Mood States，POMS）」。接受慈心靜坐訓練的受試者，兩項測試所顯示的壓力反應，都低於對照組。

血漿 IL-6 濃度，是一種皮質類固醇荷爾蒙，存在於血液裡做為對壓力的反應，在本研究中用來測量免疫系統對社會壓力的反應。結果指出，在課堂和家中練習頻率較高的學生（高度練習組），在壓力刺激下的 IL-6 濃度較低（左頁上圖）。而情緒量表則是評估沮喪程度，包括緊張焦慮、抑鬱沮喪、憤怒敵意、衰弱無力、困惑，從行為的角度評估壓力反應，而高度練習組的受試者的沮喪得分也低於其他兩組（左頁下圖）。這些結果指出了，慈心靜坐就和觀照靜坐一樣，能緩衝身體面對壓力刺激的反應，並降低壓力下的免疫和行為反應。

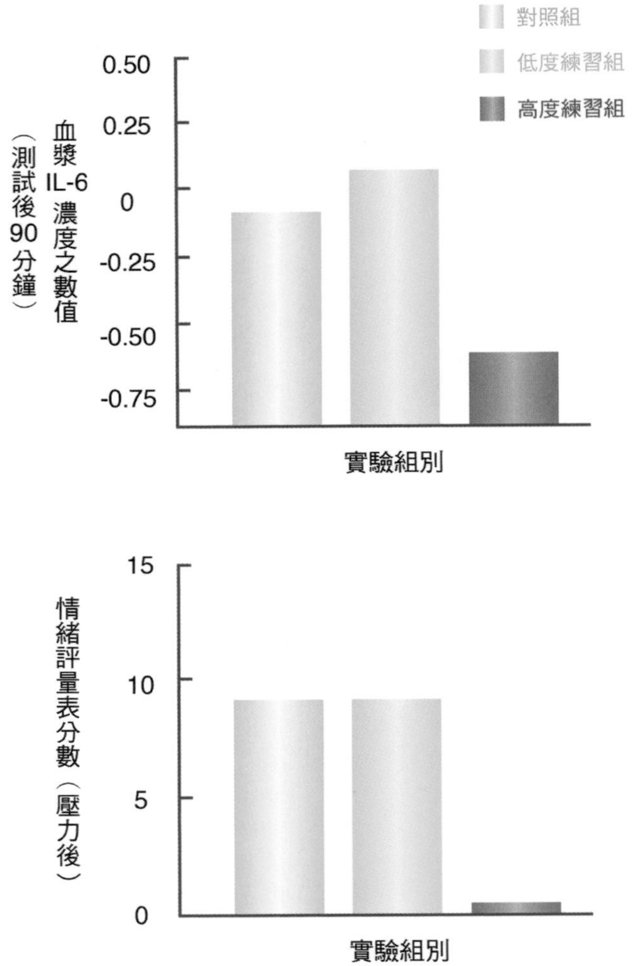

本圖經 Elsevier 同意，改繪自 Pace, T. W. W. et al. 2009. Effect of compassion meditation on neuroendocrine, innate immune and behavioral responses to psychosocial stress. *Psychoneuroendocrinology* 34(1): 87-98.

趨勢？

然而，我們於看待事物、處理反應、面對壓力、和環境變遷時的調適能力，卻是可以改變的。需要調適時，靜坐可以爲我們奠定很好的基礎，只要學會這一套新的壓力因應機制，原本代表了危險警訊的壓力情勢便不再那麼咄咄逼人。靜坐尤其能幫助我們整合各種功能，包括空間感、視覺、感覺、知覺、和運動的協調能力，從而減輕辨識、回應壓力訊息的身心負擔，並提高反應的效率。一般人面臨神經刺激的反應其實是零零散散的，而靜坐高手的身心反應則是渾然一體的。現代的神經生理研究，以各式各樣的刺激，深入探究腦部各部位的反應，所觀察到的變化也證實了「靜坐能開發人體潛能」的說法。靜坐能活化腦部尚未使用的區域，善用大腦的調適能力，而開發多元的潛能。

不知道這些說明是否能答覆你的疑惑？總之，要預防壓力對身心造成的傷害，必須從我們對壓力的認知和反應方式下手。

問：你認為現在的年輕人，即使還是學生，也面對著這麼大的壓力嗎？

答：你點出了人類的一大後患，這種充滿壓力的環境全是我們自己搞出

壓力與焦慮對健康的影響

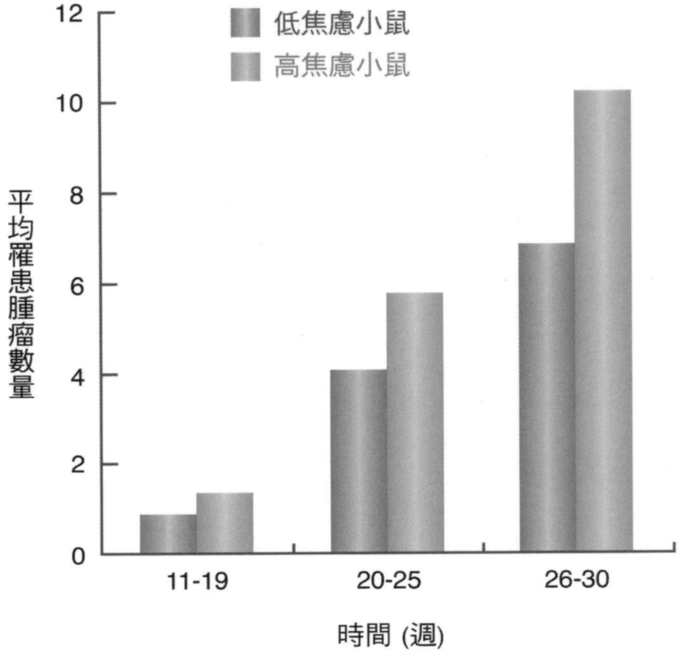

愈來愈多研究發現心理健康程度和罹患癌症的機率成反比，長期的沮喪和焦慮會加快腫瘤的生長速度。科學家以 SKH1 小鼠進行研究，探討焦慮是否真的會提高腫瘤生長速率。他們將實驗小鼠依其性狀分為高焦慮與低焦慮兩組，連續 10 週，每週照射 3 次 UVB。

結果發現，看來長期壓力負荷較重的高焦慮小鼠，其免疫力較低，對皮膚癌更無抵抗力，其腫瘤生長的平均數比低焦慮小鼠高得多。這意味著，有焦慮傾向的性格再加上高壓力的環境，可能是身心健康的殺手，不僅是腫瘤發生率、甚至致死機率都會偏高。

本圖經同意並根據 Creative Commons Attribution license CC BY 條款，改繪自 Dhabhar, F. S. et al. 2012. High-anxious individuals show increased chronic stress burden, decreased protective immunity, and increased cancer progression in a mouse model of squamous cell carcinoma. *PLoS ONE* 7(4): e33069.

靜坐時會運用更多隱祕的腦部資源

大腦皮層活躍的區域分佈

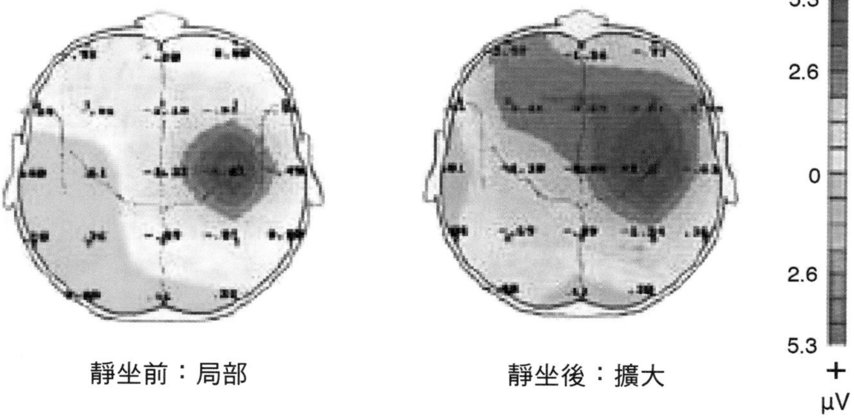

靜坐前：局部　　靜坐後：擴大

這項研究指出，受試者在進行音聲或持咒靜坐時，腦部對體感刺激更有反應，大腦皮層活躍區域的分佈，比一般未靜坐之休息狀態的局部活化更為廣泛。這意味著靜坐時，腦部有更多區域能自發地同時對刺激產生反應，而這種較全面的反應，或說腦部更廣泛的投入，不只能讓人更專注，也讓腦部所受的刺激更為廣泛，帶來更好的學習成效。

（**作者註：**μV（微伏）等於 10^{-6} V，是用來測量電壓強度的單位，在此為腦部活性反應的測量單位。）

本圖經 Pleiades Publishing, Inc. 同意，改繪自 Lyubimov, N. N. 1999. Changes in the electroencephalogram and evoked potentials during application of the specific form of physiological training (meditation). *Human Physiology* 25(2): 171-180.

的，才招來這些後果。有些孩子才十歲、十一歲就活得很不快樂，甚至出現了憂鬱症狀或自殺的念頭。我們很難想像這樣的孩子以後要怎麼成爲一個快樂而平衡的大人，怎麼擺脫種種身心負荷。因爲惦念著這樣的孩子，我們窮盡二十年光陰，針對孩子對正向鼓勵的需求，開發了一套可以輕鬆學習的兒童教育法。我之前提過，讀經非但是自古以來最有效的教育法，更能幫助孩子恢復平衡。

問：一說到壓力，我們馬上就會聯想到憂鬱和焦慮，有方法能對治這些心理疾病嗎？

答：各種心理失衡所導致的憂鬱和焦慮，包括躁鬱症，多半是長期壓力的產物。這三種問題可說是當今最普遍的疾病之一。根據世界衛生組織的估計，全世界約有三億五千萬人身受憂鬱之苦，而焦慮症更是世人最常見的心理疾病❶。身心長期面對壓力，到頭來往往陷入心有餘而力不足的窘境，而破壞了身心原本的調節能力，難以回復本來的平衡，導致了化學失衡、細胞

❶ Kessler R. C. et al. 2009. The global burden of mental disorders: an update from the WHO World Mental Health (WMH) surveys. *Epidemiol Psichiatr Soc*. 18(1): 23–33.

靜坐有助於改善焦慮症患者的自我形象

社交焦慮症（Social Anxiety Disorder，SAD）又稱為社交恐懼症，是一種讓人活力漸減的心理疾病，導致當事人迴避所有社交互動，只因擔心他人的眼光。只要當事人必須與人互動，或在他人面前做某事，就會引發強大的焦慮感受。

史丹佛大學的菲力普 ・ 高丁博士（Dr. Philippe R. Goldin）針對靜坐為社交焦慮症患者所帶來的影響，進行了多項具開創意義的研究。他的主張是，觀照靜坐能讓心靈學會集中在正面的事物，而不那麼停留在焦慮、對批評或他人判斷的恐懼和負向特質裡。其中一項研究，以 16 名接受了正念減壓（MBSR）訓練的受試患者，靜坐前後的核磁共振掃描結果指出（如左頁上圖），掌管自我處理、語言處理、記憶、和視覺處理的區域活性增加了。高丁博士相信，處理視覺感官訊號區域活性增強的現象，意味著當事人允許自己處理這些視覺刺激，而非原本的一味迴避。

研究人員要求受試患者選取能描述自身的字眼，在接受觀照靜坐的訓練之後，如左頁下圖顯示，當事人選擇正向形容詞的機率顯著增加，而選擇負面形容詞的機率也減少了。這些結果指出，靜坐或許能幫助改善自尊、降低焦慮與恐懼。

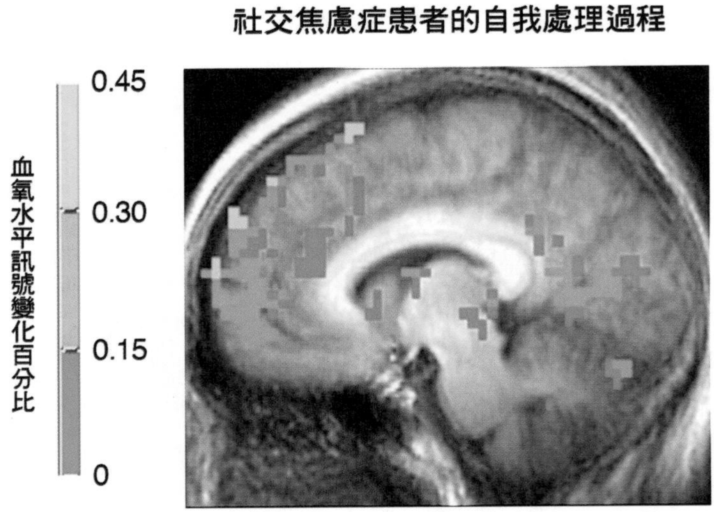

本圖經 Dr. Philippe R. Goldin 同意，轉載自 Lindberg, C. 2009, June 3. More than just relaxing, meditation helps improve self-image of anxiety sufferers. *Stanford Report*.

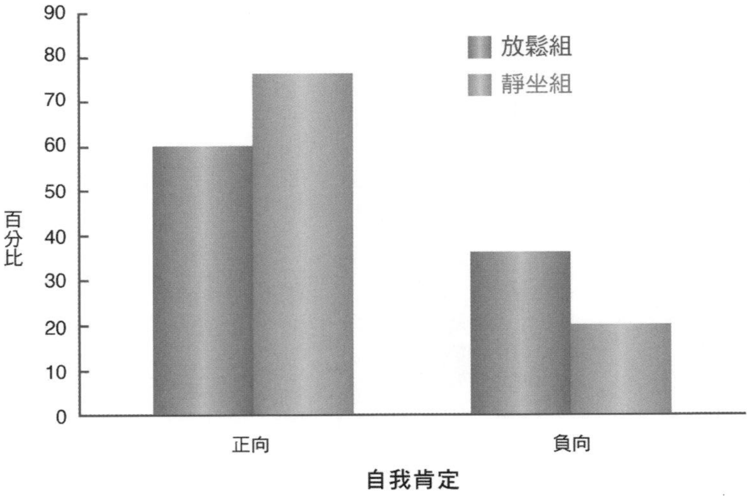

本圖經 Springer Publishing Company 同意，轉載自 Goldin, P., Ramel, W., and J. Gross. 2009. Mindfulness meditation training and self-referential processing in social anxiety disorder: behavioral and neural effects. *Journal of Cognitive Psychotherapy: An International Quarterly* 23(3): 242-257.

內外、身心系統、和認知功能的偏差，造成內在的異常。從這個角度來說，心理失衡確實有身心各方面的複雜因素。但是很少人能意識到，這些問題除了從心理的偏差著手之外，也必須同時處理生理的異常和缺乏。也就是說，我們必須採取整體的療法，方能根治憂鬱和焦慮的問題。

多年來，我不遺餘力的推廣正確的飲食、運動、呼吸、和情緒管理，這是處理身心問題所必需的。舉例來說，均衡的飲食是心理健康的重要環節，卻往往被醫師和大眾所忽略。更具體一點來說，某些微量元素和維生素是恢復腦內神經化學物質的平衡所不可或缺的，但我們現在的食物卻很缺乏這類營養。（**作者註：**關於這方面的資訊，請參見《真原醫》。）

回到靜坐的角色，醫學文獻裡不乏各種研究，證實了靜坐對憂鬱和焦慮症患者是有幫助的，之前提到的「培植新的神經傳導迴路」理論，可以說明這些好處從何而來。所有靜坐方法都能誘發腦部建立新的神經傳導路徑，取代舊的路徑。

無論是憂鬱還是焦慮，都是某些神經傳導路徑一再地被某些壓力信號啓動，這樣的神經迴路到最後僵化了的結果。只要能以一套新的神經路徑改變舊的僵固狀態，便不會再進入原本的憂鬱和焦慮反應。簡單來說，這個全新

的理論所要講的，不過是原本導致憂鬱、焦慮、或其他心理疾病的神經傳導路徑，被靜坐時培養出的新迴路給取代了。

靜坐最可喜的結果就是能提升自我形象和自信心，不光是帶著當事人一步步走出憂鬱和焦慮，還能帶來持久而且正向的轉化效果。

問：是不是每一種靜坐都適用於憂鬱和焦慮症？還是必須對症下藥？

答：這和哪一種病無關，靜坐法的選擇是因人而異的，重點是找到和你秉性氣質相合的靜坐法。以憂鬱症或焦慮症的情況來說，最好能選擇一個讓你感到平安喜樂、更有活力的靜坐方式，讓你雀躍地期待靜坐時間的到來，才可能持之以恆。

一般來說，我會選一個以呼吸爲主的方法。呼吸是全方位的靜心技巧，能有效地恢復身心的和諧，幫助我們靜下心來、強化心靈的力量，而且很快就能生效。呼吸不僅只是技巧而已，各式各樣的靜坐方法都會用到呼吸，也證實了能產生神經生理上的正向效果。

19 靜坐放鬆狀態的心血管反應

問：高血壓這類心血管問題，也是現代人常見的疾病，靜坐能幫得上忙嗎？

答：在最早期有關靜坐的科學研究中，就已經探究過靜坐對血壓的效果了。從文獻看來，在所探討的各種靜坐方法中，超覺靜坐是最受矚目的，也已證實有降血壓的效果，其效果是相當顯著的，若以超覺靜坐做爲單一療法或與其他降血壓藥併用，至少也有中等效果。

我所知的科學論文無不指出靜坐能帶來正向的健康益處，而且效果持續的期間，比只用藥物控制來得更長久。在有壓力的情境下，靜坐對血壓、心

跳、和心血管的保健養生，是肯定有好處的，再深入一點，從血液中的代謝物來看，也是如此。

問：所以，你覺得該鼓勵每位高血壓患者練習靜坐嗎？

答：當然！這不只對高血壓患者有益，對任何有心血管毛病的人都有幫助，包括中風或其他心血管疾病的患者都能受惠。循序漸進的練習靜坐，能放鬆血管的壓力，面對環境的變化時，能更從容地調適。

（**作者註：**二〇一三年四月刊出的一篇最新研究中，美國心臟學會也承認了超覺靜坐對於有心血管疾病的患者，確實有降低血壓並帶來其他健康好處的效果。❷全世界，包括學界，愈來愈明白靜坐對血壓和心血管疾病具有正面效果，看來不需多久，就連保險公司都會將靜坐納入降血壓的正式給付項目。）

問：前面聽你談過靜坐對腦波的調節效果，我想知道，心血管是否也有類似的規律同樣受靜坐的影響？

答：人體的心血管系統確實是有規律的，醫學上稱之爲「梅爾頻率

---

❷ Brook, R. D. et al. 2013. Beyond medications and diet: alternative approaches to lowering blood pressure. *Hypertension* 61(6): 1360-1383.

靜坐能降低血壓

這項研究以 111 位高血壓患者為受試對象，結果顯示，與對照組和留意飲食運動以降血壓的人相較，練習超覺靜坐 3 個月有助於顯著降低舒張壓和收縮壓。這項研究的參與者為 55 歲以上、舒張壓在 90 ～ 109 mm Hg 之間，收縮壓≦189 mm Hg。

舒張壓的正常範圍一般是 60 ～ 80 mm Hg，是兩次心跳之間，心臟較放鬆的狀態下，對動脈管壁施予壓力的最小值。相對的，收縮壓正常範圍在 90 ～ 120 mm Hg 之間，是心臟收縮跳動時施予動脈的最大壓力。

受試者分配到以下三種干預組，包括教人身心平靜放鬆的「超覺靜坐組」、教人繃緊放鬆全身各處不同肌肉群以進入深層放鬆的「漸進式肌肉放鬆組」、和教患者留意飲食、運動、試著以非藥物方式調整生活的「衛教對照組」。三個月之後，這三組受試者出現了顯著的差異，「超覺靜坐組」患者的血壓降幅明顯勝過「漸進式肌肉放鬆組」和「衛教對照組」。

練習超覺靜坐的受試者，舒張壓降了 6.4 mm Hg，而收縮壓降了 10.7 mm Hg。而「漸進式肌肉放鬆組」的受試者則是舒張壓降了 3.3 mm Hg，收縮壓降了 4.7 mm Hg。調整飲食和運動的「衛教控制組」似乎成效最小，三個月時的收縮壓幾乎不變，實驗結束時的舒張壓甚至還略升了一些。這項研究指出，超覺靜坐對於高血壓患者是有行為式減壓的效果，在降血壓方面的成效幾乎是「漸進式肌肉放鬆組」的兩倍。

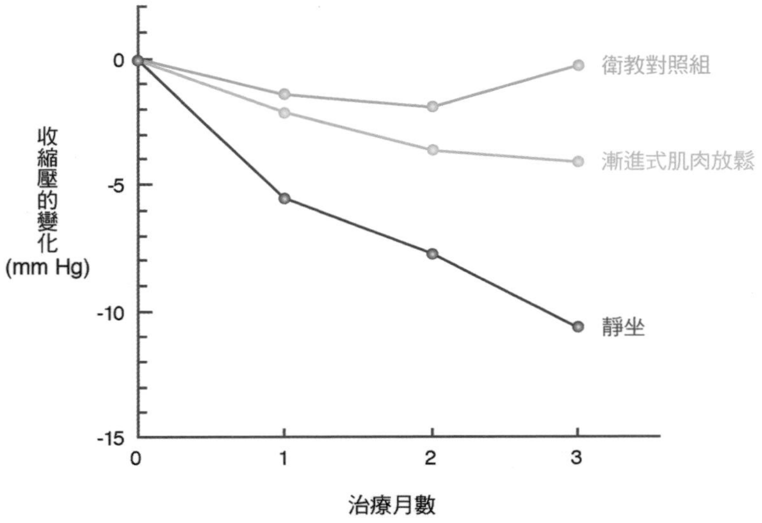

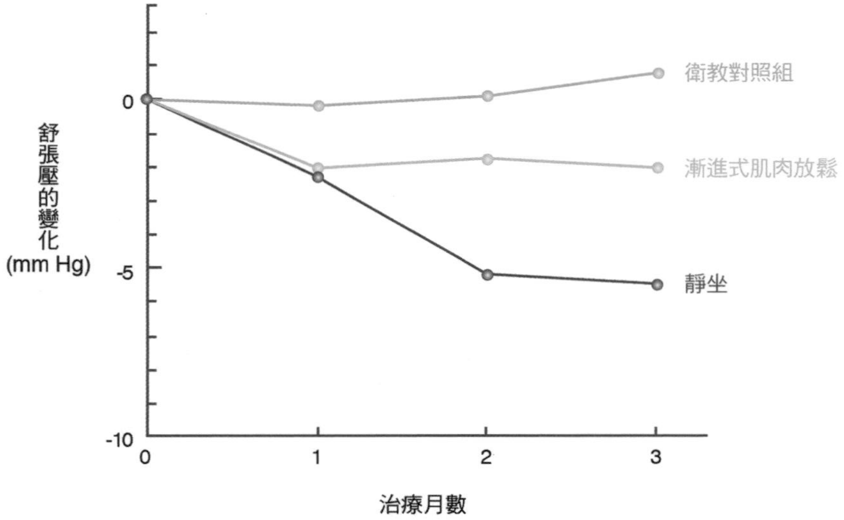

本圖經 Wolters Kluwer Health 同意，改繪自 Schneider, R. H. et al. 1995. A randomized controlled trial of stress reduction for hypertension in older African Americans. *Hypertension* 26(5): 820–827.

（Mayer's rhythm）」，是體內循環的共同基礎韻律，一般情況下，每分鐘循環七次。

最近《英國醫學雜誌（*British Medical Journal*）》刊出了一篇相當有意思的文章也提到，光是複誦天主教《玫瑰經》或佛教持咒，就能馬上將身體帶回梅爾頻率，這同樣表明了無論哪種靜坐方式都可以幫助身體恢復到自然狀態，也就是最悠閒、最好的身體狀態。在這種狀態下，體內的血管是柔軟而有彈性的，面對壓力時能有最好的反應。

問：你的意思是靜坐可用於心血管疾病患者，但我想知道靜坐是怎麼影響各種心血管疾病的？你認為靜坐能對血液循環產生這些效果，全是因為它能將人體的內在速度給緩下來的緣故嗎？

答：靜坐不只是單純地放慢速度，還能讓心臟恢復合一性。我們之前介紹過腦波的合一性，而心臟就和大腦一樣，它的肌肉也受神經調控，不只是一個純機械性的泵浦而已。

心肌細胞也是能達成合一性的！從電磁場的角度來看，心臟在合一狀態所產生的能量變化，遠比大腦本身更明顯。當心臟和所有的血管達成了合一

狀態，整體的運作反而是放鬆的。疊合成同一種頻率之後，心臟和血管進入一種諧調的同步性，和長期壓力及老化所致的紊亂完全相反。同樣的諧調同步原理，也適用於身體的每個器官和系統。

祈禱能誘發內在韻律

在一篇刊登於知名期刊《英國醫學雜誌（*British Medical Journal*）》的研究中，義大利佛羅倫斯和帕維亞的研究團隊，探究了持誦《玫瑰經》或持咒，對 23 名成人之呼吸和心血管系統的影響。

他們要求受試者以拉丁文持誦《聖母頌》50 遍、《玫瑰經》全文數遍、以及最通行的佛教心咒「唵嘛呢叭咪吽」，這個咒語以傳統的方式，在呼氣時緩緩默誦，每次約 10 秒鐘，也就是每分鐘 6 次。

每分鐘 6 次的血壓波動頻率剛好近似於梅爾在 100 多年前所發現的人體內在的天然節律。最近的研究也指出了，梅爾頻律可獨立做為一個心臟病指標，只要心血管韻律不與其同步，身體的狀態就無法順暢的發揮功能。在受試者自然呼吸時量測。平均的呼吸速率是每分鐘 14.1 次，而自由談話時，呼吸速率雖然減緩了卻不太規律，至於在持誦《聖母頌》或佛教心咒時，受試者的呼吸速率降至每分鐘 6 次，心血管讀數也是每分鐘 6 次。

左頁圖顯示的正是呼吸速率和心血管讀數的同步情形，分配波峰出現在每分鐘 6 次之處。重複而有韻律的默誦禱詞，在不刻意控制呼吸的情況下，也可能有助於減少呼吸速率；而穩定的呼吸速率反過來對心血管健康是有益的，為血液提供更多新鮮的氧氣，如運動般能讓身體對外界的壓力情況有更好的耐受性，並使中樞神經系統回復平穩。

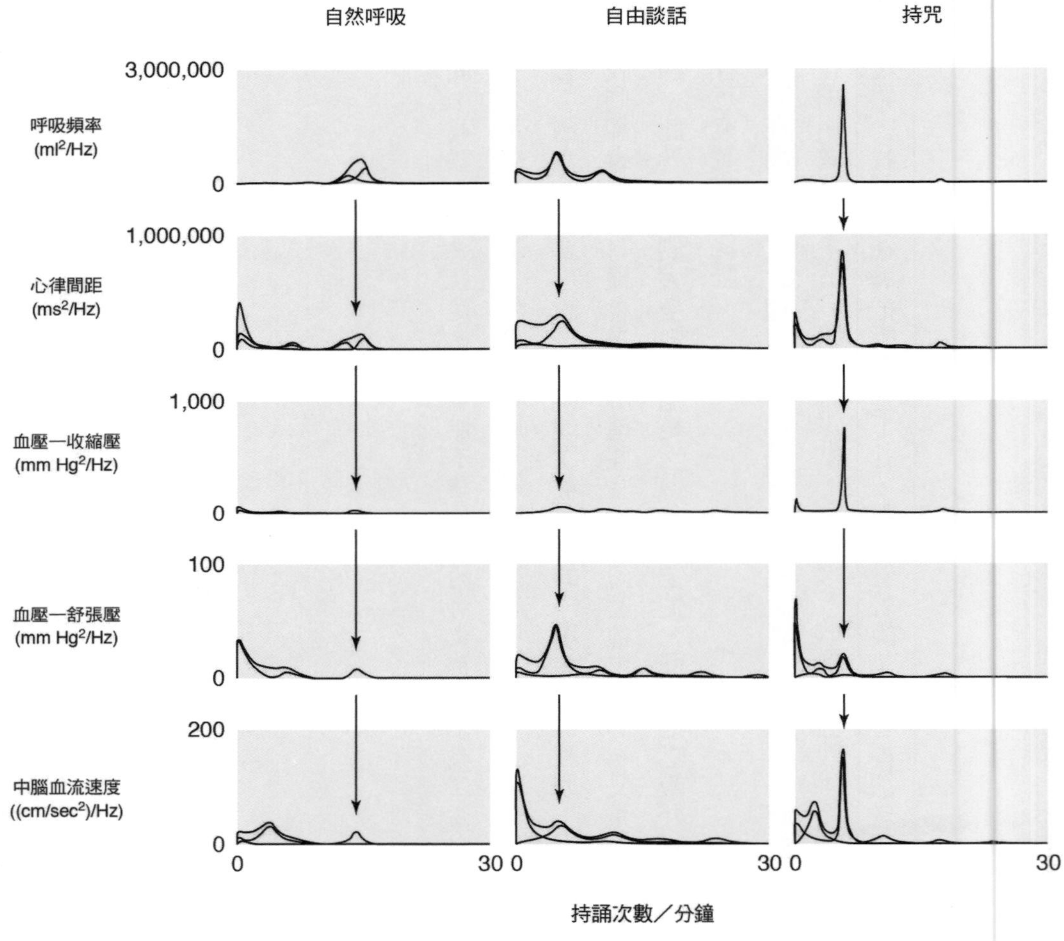

本圖經 British Medical Journal Publishing Group 同意，改繪自 Bernardi, L. et al. 2001. Effect of rosary prayer and yoga mantras on autonomic cardiovascular rhythms: comparative study. *British Medical Journal* 323(7327): 1446-1449.

20 副交感神經系統對消化功能的影響

問：我認為，要談健康，不能不談健全的消化系統。我注意到，你這些年來十分用心地推廣良好消化功能對健康的重要性。

答：適當的飲食可說是保持健康最重要的一環，提供我們一天所需的營養，我們卻幾乎沒有機會去了解這些食物是怎麼種出來的，又是怎麼加工、烹調的。此外，我們大多數人總是吃得急急忙忙，既不把吃飯好好當回事，也不在意究竟吃了什麼。

問問在場的各位就知道了，你們有誰在吃飯時，就只專心吃飯的？是不是都在順便做其他事情，像是看報紙、看電視、檢查電子郵件？〔聽眾笑〕

沒錯，我們只顧著把飯菜塞下肚，眼裡看著飯菜，心裡卻老想著趕緊結

束，好恢復「正常」的活動。然而，各種歷史悠久的療癒理論，不只是關注食物的品質，更強調「進食品質」的重要性。在過去，進食本身就是神聖的時刻，是需要珍惜、需要全心投入的，讓身心和所要攝取的食物同步，所以，每個文化都有進餐前祈福的傳統。我們會發現，在愉快的氛圍下用餐，以感恩的心面對這一餐，這頓飯也更好吃了！

此外，不僅是用餐者的心態很重要，收獲、製備食物的人也要用心。這就是我們爲什麼多年來一再強調，要以正向的心態種植、收成作物。對我們的心靈而言，重點不只是在於有機耕作的形式，種植者和收成者的用心，同樣是構成食物品質的重要環節，一點也不遑多讓。從這個角度來說，我們誰都愛吃媽媽的味道，因爲多少能從中嚐到媽媽爲家人做飯時灌注進去的愛和關心。有意思的是，食物的種種特性都能傳遞出背後的用心，包括香氣、味道、甚至外觀，成爲深深烙印在記憶裡那獨一無二的風味。

問：我從沒用這個角度想過吃飯這回事！聽起來，食物比我想得深奧多了，好像它們本身就有生命似的！

答：有滋養力的食物，本身必須有生命，要是「活的」！

但是，我先回頭答覆你原本的問題。我們不懂食品，也早就吃慣了品質低劣的食物，最重要的是，我們吃得急急忙忙，這讓問題更加嚴重。我敢說，就算不是每個人都如此，但我們大多數人的消化系統都很糟糕，不只是攝取的營養不均衡，連吸收也不正常。我們吃太多加工和過度烹調的食物，不僅破壞了食物裡的天然養分，還多了可能對人體有害的化學物質和衍生物。這可說是各種消化毛病的源頭。

（**作者註：**若讀者想進一步了解健康和生機飲食的資料，請參考《真原醫》一書。）

問：這麼說來，靜坐能改善我們的消化功能嗎？

答：要談靜坐和消化的關係，尤其是提升副交感神經、抑制交感神經系統的靜坐技巧，肯定是有助於改善消化功能的。要理解這一點，我先回頭解釋交感和副交感神經系統的差異，特別是和消化功能的關係。

交感神經是一個幫助我們度過危機的系統，在生死關頭決定「打」？還是「逃」？在這種攸關生死的時刻，消化顯然不是不可或缺的。所以，過度活化的交感神經系統會關閉消化功能。如果你活在穴居時代，後頭有隻獅子追著你跑，消化功能很可能是逃命時最不會想要顧慮的一點！

順著這些線索去思考，我們就能理解爲什麼交感神經過度活躍時，會抑制腸子的蠕動，關閉消化酵素的分泌，包括消化功能第一關不可或缺的口水分泌，並使肝臟無法分泌消化食物所需的膽鹽到小腸裡，卻去刺激肝臟將體內儲存的複雜醣類（如肝醣）轉化爲葡萄糖，提供打退獅子或擊敗同事時，短期內所需要的大量能量。

副交感神經系統所做的正好相反，它能放鬆身體，卻會同時刺激胃腸的蠕動和排便，並刺激唾液和消化腺分泌酵素，以幫助消化，包括由肝臟分泌的酵素。多年來，幾乎沒有人認爲在放鬆時刺激消化功能是矛盾的。交感神經系統會刺激並調控每個器官，尤其是在生死關頭不可或缺的功能，而不去理睬消化這類與求生沒那麼相關的生理功能。副交感神經系統則正好相反，在放鬆全身之餘，卻同時促進消化。大自然的設計，就是這麼面面俱到！

就是這個環節，把靜坐和消化功能給聯繫在一起了，身體回復到基礎的活動力，並活化副交感神經系統，促進消化，生理運作就完整了。正因如此，許多人在練習靜坐一段時間之後，都會發現自己的消化功能有明顯的改善。

21 姿勢矯正與健康

問：到現在為止，談的全是五臟六腑的功能，那麼，人體的骨骼結構和姿勢對健康有何影響呢？

答：姿勢結構和功能永遠是密不可分的，這個道理無論在生理、機械、還是物理化學的系統都說得通。沒有結構，也就不用談功能了。然而，現代醫學往往忽略了身體姿勢的重要性，只在各種先天畸型或意外受傷的變形病例才談及骨骼結構，幾乎很少提及一般情況下姿勢對健康的影響，對於生活習慣和年齡所累積的微細變化，我們所知更是少之又少。

舉例來說，現代人多半習於久坐不動，有處理不完的文書工作，成天忙著使用電腦這類電子產品，習慣採取的姿勢是相當違反自然的，扭曲了身體的其他部位，來配合手指、手臂、和肩膀的過度使用。請注意，大多數人這

麼工作一整天下來，上半身都是往前傾的，肩膀、脖子、和頭部全往前伸，年紀愈大，愈是會駝背得厲害。人們大多時間的坐姿，一點兒也不符合正常的脊柱弧度。大多數人不習慣坐直，而是無精打采地窩著，這對脊柱又是額外的負擔，長期下來會造成很大的壓力。然而，在症狀出現之前，我們根本感受不到這種姿勢有什麼問題，甚至意識不到症狀和姿勢的關聯。在我看來，無論醫護人員還是所謂外行人，對姿勢結構和生理功能之間的關係，都相當缺乏認識。

在這樣的大環境下，**結構調整**或姿勢矯正（尤其是脊柱）對健康的影響確實常被忽略。多年來，我一再強調**結構調整**正是回復身體結構完整的重要環節，所有歷史悠久的醫療流派都知道這個概念。就像生理功能有所謂的正常基準，身體的姿勢和結構也是有的，而且也有些方法能讓姿勢恢復正常，但在這裡，我只談靜坐如何幫助矯正姿勢。

問：靜坐不是內心的鍛鍊嗎？它是怎麼影響姿勢和人體結構的呢？

答：這說起來相當有意思，靜坐確實會影響人體的結構。徹底放鬆，身心步調合一之後，人體的骨架通常會自行調整，以配合這樣的心境。為數不

少的靜坐練習者都提過這個現象，這是他們的親身體驗，不是口頭上說說的理論而已。完全放鬆、端正的人，自然會採取對身心有利的姿勢；大可這麼說，身心悠閒、運作良好的人，所展現出來的姿勢，即是最符合自然的姿勢。

從生物能量學的角度來看，完全放鬆的姿勢能讓體內的生命力或氣順暢流動，而將身體各部位導正到最自然的姿勢上，對許多練習靜坐的人而言，這是相當可喜的骨架變化。

問：所以，你才這麼強調正確靜坐姿勢的重要性？

答：確實如此。以正確的姿勢靜坐，這個狀態多少會烙進了我們的記憶，而將正確的姿勢與靜坐練習的悠閒自在聯繫在一起，也有助於我們在做別的事時，保持同樣的姿勢。

問：你談了人體的肌肉骨骼，關節呢？靜坐對關節有幫助嗎？

答：古人早已知道「關節多年輕，你就多年輕」，靈活的關節是保持彈性和行動力的關鍵，也是保持青春活力所不可或缺的。

靜坐能讓身體徹底放鬆，讓關節更靈活，全身關節也隨之更有彈性、更

強韌，感覺就像全身剛做完一次回春療程似的，長年的辛勞也隨之消退。所以，多年來，我一直鼓勵關節僵硬和關節退化的朋友多多練習靜坐。

不只是關節變得強韌，就連皮膚也變得光滑有彈性，更年輕了，這不過是靜坐放鬆並促進全身細胞更新的部份效果而已。此外，由於全身血管擴張，血液循環和引流的效果也變好了，身體組織獲得了更好的滋養，所有的末梢神經在完全放鬆的狀態下，運作也更爲順暢。這些效果綜合下來，使得練習靜坐的人，格外顯得神清氣爽。

22 認知與社會層面

問： 我聽說靜坐也會影響待人處事，光靠靜坐，是怎麼改變一個人的社會行為的？

答： 眞正有效的靜坐，必然也會影響到一個人的行事作風與待人處事。「修行」這一詞，光從字面上來看就有修正行爲的意思，而行爲和操守的合宜，正是身心與宇宙一體和諧的展現。人際關係的變化，可說是供我們觀察理解自身行爲之意義的一個窗口。既然連世界觀都因靜坐而起了變化，我們的價值觀不可能不隨之而變的，我們會發現自己不再那麼爭強好勝，不再那麼嗜慾至深，也不再那麼以自我爲中心。

反過來，我們更樂於合作，流露性靈，也更慈悲，從只知獲得，變得慷慨付出；開始思考自己能在人道理念下做些什麼，自然會想幫助別人；也更

能體諒他人的難處，包容彼此的不足，對別人的苦難不再無動於衷。我們在他人身上看見的全是自己，「平等心」一詞再也不是說說而已。因此，在別人眼中我們若變了一個人，這一點也沒什麼好驚訝的。身邊的人會覺得我們可愛多了，我們也感到自己更能與別人親近了。

問：既然有這些成效，是不是能以靜坐來矯正社會行為的偏差呢？

答：你說中了，正因如此，自從一九七〇和一九八〇年代左右的研究證實了「練習靜坐對歐美國家的受刑人的確有正面影響」後，我和幾個朋友一直在關注這個主題。這些社會學研究是以觀察受刑人的攻擊行爲爲主，並發現了練習靜坐能減少攻擊行爲。練習靜坐所帶來的幸福感和高尚情操，也會降低獄中脫序行爲的發生頻率，研究結果指出，練習靜坐後，獄中的違規和處分率都降低了。

問：還有哪些人的社會行為也能因靜坐而受益？

答：另一個我親身接觸多年的例子，就是讓競技項目的運動員練習靜坐。無論在美國還是台灣，我都恰巧有機會教業餘和職業運動選手練習靜坐，結果令人印象相當深刻。靜坐可以幫助運動員處理焦慮，所培養出的觀

照力則可以讓運動員更專注於眼前的事，畢竟競爭激烈的項目是不容絲毫分神的。但是，除了改善運動場上的表現之外，更重要的是，靜坐也能強化自信心，讓運動員有能力與隊友和教練好好相處。我親身參與了這些訓練，從他們熱烈的反應，更能感受到這一正向行爲變化的威力。

另一群可能獲益的，就是學生了。無論是哪個年齡層的孩子，都可以見到練習靜坐的顯著成效。我和眾多在學校或家中教導靜坐的老師，親眼目睹孩子和同學、師長相處得更好，變化相當明顯。一般來說，孩子會更有自信，練習靜坐的孩子多半開朗、細心，且生活更有目標。

問：這些社會行為的變化，能用「高等認知功能的改善」來解釋嗎？

答：你會找到很多這方面的文獻，全部指出靜坐能帶來正向的認知改變。所謂的「認知」通常不只是指感官覺受，還包括推理論述的能力，也就是我們捕捉、詮釋日常生活資訊的能力。在這些方面，我和這一領域的研究人員都看到了受試者練習靜坐之後顯著的改善。

練習靜坐，能讓我們對周遭環境的感知更爲敏銳，分析、推理、詮釋、統整的技巧也有進步，就連記憶力都變好了，而這一切看來都是靜坐所帶來

的影響。有意思的是，最新的腦部影像研究發現，不同的靜坐方法會活化腦內不同的高等認知中心，這些結果正是今天所介紹觀念的最佳實證。

（**作者註：**請留意，科學研究所蒐集到的數據，會因所探究的靜坐方法而異，因此，所得到的結論可能相似、或部份相同，甚至可能有所衝突。）

靜坐對過動症患者的幫助（一）

注意力不足過動症，也就是一般人所熟知的 ADHD（Attention Deficit Hyperactivity Disorder）是最常見的兒童心理疾患，特色是當事人很難保持專注，也難以控制行為，外顯症狀為易衝動和長期的過度活動。

根據 2007 年的一項研究（註 1），估計全世界約有 5.29%的人口患有 ADHD，而美國 4 ～ 17 歲兒童青少年中約有 8%患有 ADHD，這一心理疾患不光是干擾當事者，對同班上課的同學也有影響。一般常用派醋甲酯或安非他命類的藥物治療不只對人體有害，打亂人體的生理時鐘、使食欲和睡眠減退、導致憂鬱，甚至對 30%的患者是根本無效的。

已有其他研究人員找出對治這一疾患的其他療法，神經科學家弗瑞德 · 崔維斯博士（Dr. Frederick Travis）檢驗 18 名經診斷患有 ADHD 的中學生的腦波圖（EEG），觀察他們在電腦上進行具有相當難度之視動作業時的腦部活性。其中一組是進行第一次作業後立即學習超覺靜坐，另一組則是隔了三個月後才學習靜坐。這項研究的腦部活性指標是腦波的 θ/β 比例，比例低則表示於作業進行時腦部較為活躍。經診斷為 ADHD 的患者，表示其正常清醒和專注狀態的 β 波較低，而能夠阻斷大腦處理不相干訊息的 θ 波較高。θ 波增加時，腦部開始阻斷相關資訊，而 β 波下降，專注力就會受損，結果就是難以長期保持專注了。（註 2）

（註 1：Polanczyk, G. et al. 2007. The worldwide prevalence of ADHD: a systematic review and metaregression analysis. *The American Journal of Psychiatry* 164(6): 942-948.）

（註 2：Orsatti, M. 2011. New study finds TM boosts brain functioning and help students with ADHD. *Transcendental Meditation Blog.*）

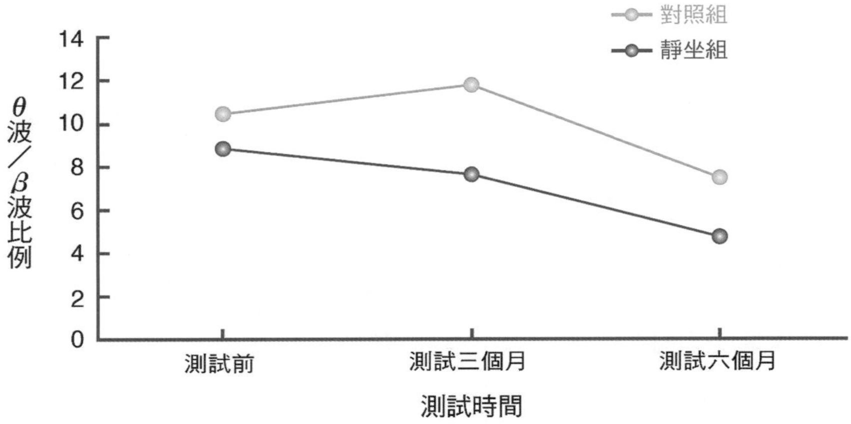

研究結果顯示，在學習超覺靜坐之後，腦波圖的 θ/β 比例下降了；而在進行第一次作業後立即學習靜坐的學生，在三個月時的 θ/β 比例即有明顯下降，到了第六個月時降得更低了，降幅達 48%，由 8.8 降到了 4.6。另一方面，對照組的 θ/β 比例則比研究開始時還高，直到隔了三個月開始學習靜坐之後，才由 11.7 降至 7.4。這兩組的學生在接觸超覺靜坐之後，進行測驗時的腦部活性都提升到了接近一般正常的範圍。 θ/β 比例降低 48%的驚人降幅，比起藥物治療一般不到 3% 的降幅，兩者差異是相當顯著的。

本圖經 Dr. Frederick Travis 同意，改繪自 Travis, F., Grosswald, S., and W. Stixrud. 2011. ADHD, brain functioning, and transcendental meditation practice. *Mind & Brain, The Journal of Psychiatry* 2(1): 73-81.

靜坐對過動症患者的幫助(二)

神經科學家弗瑞德 · 崔維斯博士(Dr. Frederick Travis)檢驗 18 名經診斷患有 ADHD 的中學生的腦波圖(EEG)研究,這項研究也更進一步檢測了這些孩子的腦波合一性。

在合一性的差異比較圖中(左頁圖),圖中散佈的點代表不同的電極,點與點間連接的線段,則顯示電極間的局部合一性差異。合一的程度以連接各點的線段來顯示,連接的線愈多,代表腦波的合一性愈高。一般來說,視動作業表現比較好的人,通常各個頻率的腦波合一性也比較好。

圖上的第一排是對照組在第三個月未學習任何靜坐時的腦波合一現象,在扣除基準點的腦波合一性之後,可以看出這些受試者的腦波合一性很低。同一群受試者在第三個月後開始學靜坐,並在第六個月後再次測試,他們的腦波合一現象正如第二排所示,有了明顯的增長。最下排的圖則是第一次測驗後立即學習靜坐的孩子,在靜坐三個月後的檢測結果,顯示出高度的腦波合一性。

也就是說,練習超覺靜坐的受試者(左頁圖底下兩排),他們在進行有難度的作業時,額葉、頂葉、腦部前後的 θ、α、β 波合一性都有顯著增加。合一性增加的現象反映出受試者專注力、腦部處理資訊的能力、語言技巧、行為、和情緒控制都有所改善,一般被認為是分析思考基礎的自我意識也有所提升。這項研究為醫護人員開啟了一種全新的可能,也就是採用靜坐作為治療 ADHD 兒童患者天然的替代療法,或許能幫助這些孩子克服學習上的困難。

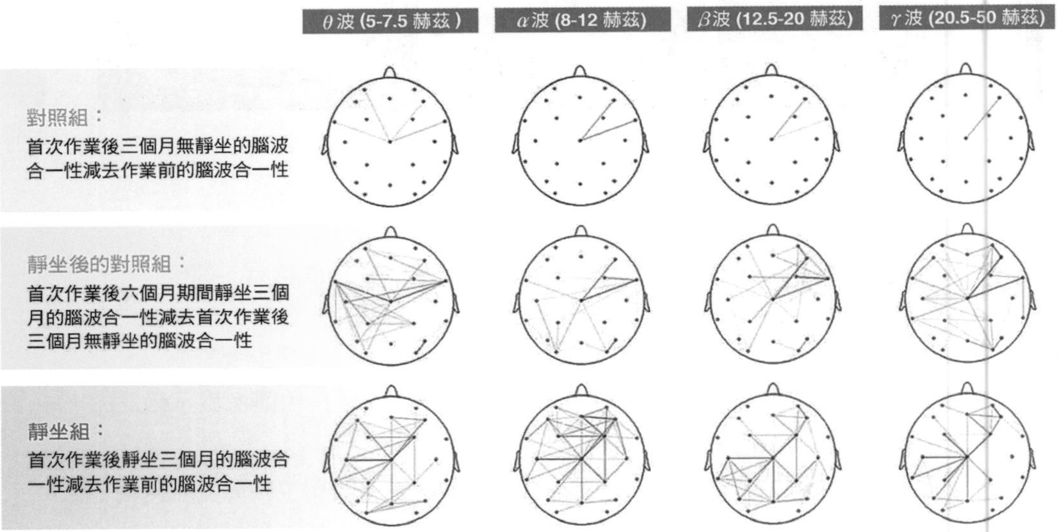

本圖經 Dr. Frederick Travis 同意，改繪自 Travis, F., Grosswald, S., and Stixrud, W. 2011. ADHD, brain functioning, and transcendental meditation practice. *Mind & Brain, The Journal of Psychiatry* 2(1): 73-81.

長期靜坐者的腦部比較活躍

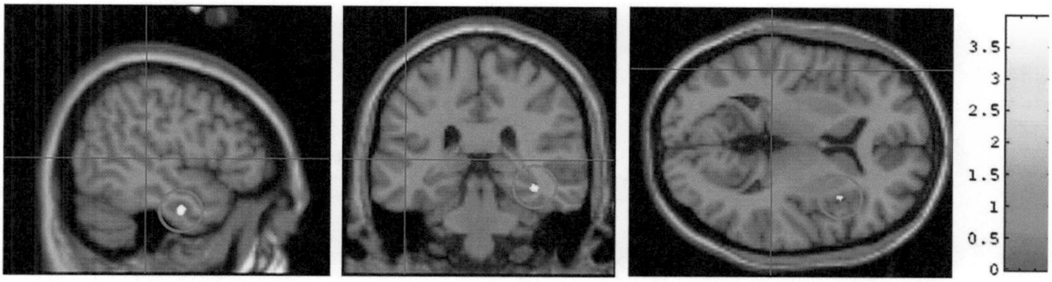

腦部灰質的體積和密度，向來是衡量靜坐時反複活化某些區域後之腦部結構變化的一項指標。這項研究囊括了 40 名受試者，其中 20 名是練習觀照靜坐的人，另 20 名則從不靜坐，研究人員分別測試他們在靜坐時哪一個腦區是比較活躍的。圖中的色階，代表靜坐者較非靜坐者在灰質增加程度的 t- 值。在 MRI 顯像中，白點或白色區塊表示最高的灰質增加程度（如圖中紅圈標示）。

長年靜坐者的核磁共振影像顯示，他們的灰質密度較高，左側顳下迴（左圖）也比較活躍，而且活躍程度與練習靜坐多久是相關的，這一現象支持了「常練習靜坐的人，灰質密度會增加」的想法。

此外，右邊的海馬迴也有活性增加的現象，尤其是海馬旁迴（中圖）更為明顯，這個位置是留佇情緒記憶、控制反應性、和感官功能的區域。右前腦島（右圖）的灰質較多，這意味者靜坐會增加內感受覺和內臟感覺，而這正是因為觀照靜坐強調對身體的覺知之故。這項研究證明了，透過靜坐練習而反複活化特定腦區，可能會令腦部結構產生顯著的變化，而且與提升注意力和記憶力等等正向的認知效果相關。

本圖經 Oxford University Press 同意，轉載自 Hölzel, B. K. et al. 2008. Investigation of mindfulness meditation practitioners with voxel-based morphometry. *Social Cognitive and Affective Neuroscience* 3(1): 55-61.

靜坐時額葉變得活躍

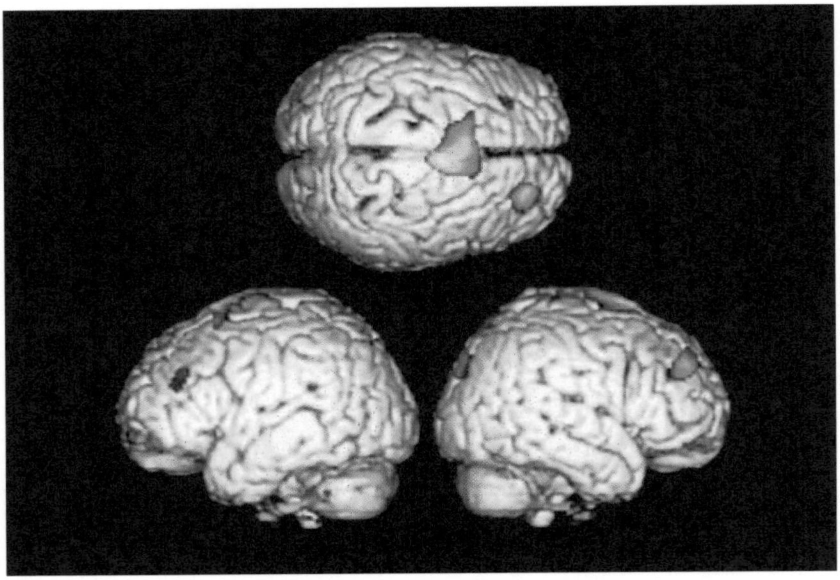

這項在德國進行的研究，自杜塞道夫大學招募了 6 名有宗教信仰（德國本土福音教派）的受試者，以及 6 名自稱無宗教信仰的學生作為受試者。所有受試者必須背誦《聖經》詩篇 23 的第一節，並反複持誦。在持誦詩篇時，常以祈禱靜心的福音教派受試者，以正電子掃描影像顯示，他們額葉的前部和中間（包括背側前額葉皮質、背內側前額葉皮質、右楔前葉）有明顯的活化現象。這些區域（如圖中紅色到黃色的區塊）的活化和注意力、記憶提取、及對念頭的反射性評估有關，意味著祈禱靜心或許可以提升認知功能。

本圖經 John Wiley and Sons 同意，轉載自 Azari, N. P. et al. 2001. Neural correlates of religious experience. *European Journal of Neuroscience* 13(8): 1649-1652.

單光子電腦斷層攝影

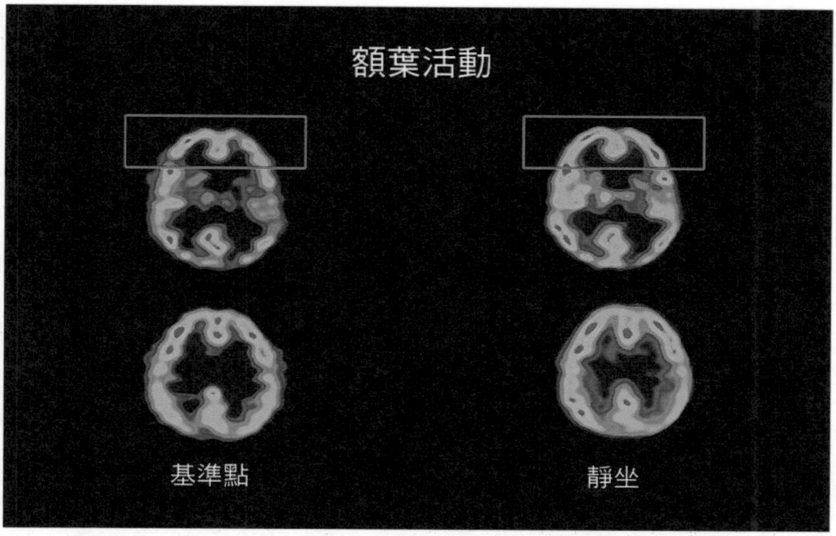

單光子電腦斷層攝影（SPECT）可以量測血流量，也能反映出腦部的活性。這項研究以 8 位資深的藏傳佛教靜坐者為對象，根據其自我陳述，都是長期規律練習靜坐達 15 年以上的資深靜坐者，此外也納入了 9 名對照組受試者，做為單光子斷層掃描結果的比較基準。

一開始的掃描結果顯示了，對照組和長期靜坐組的影像是十分相似的。然而，在靜坐約一個小時之後，靜坐組再次接受掃描，這時的單光子斷層掃描影像顯示額葉的血流量大增，包括扣帶迴、下額葉皮質、眼眶額葉皮質、背側前額葉皮質、和視丘，而額葉變得活躍是與需要專注的作業有關的，這意味著靜坐能提升專注水平。

本圖經 Elsevier 同意，轉載自 Newberg, A. et al. 2001. The measurement of regional cerebral blood flow during the complex cognitive task of meditation: a preliminary SPECT study. *Psychiatry Research: Neuroimaging Section* 106(2): 113-122.

23 情緒腦對身心平衡的影響

問：前幾次演講，你談到正面的心念對水分子這類物質結構能造成重大影響，除此之外，正向的念頭也能直接影響大腦嗎？

答：我們所感知的世界不過是各種感官資訊的總和，而這些資訊又全是透過感官所捕捉而來的電子訊號，只是這些感官資訊賦予了萬物看似堅實不虛的錯覺，再加上左半腦掌管分析和邏輯思維的功能佔了優勢，於是，我們所感知到的世界便被簡化為數字、事實、和理性，與眞相愈離愈遠。

右半腦就像是攝影師或藝術家，先捕捉完整的畫面，不拘泥於細節，然後才開始區分各部份的不同；而左腦正好相反，它總是先分析過去的經驗，以此推理出各部份之間的關聯。可以這麼說，右腦看見了能量型態，左腦則

左腦與右腦之別（一）

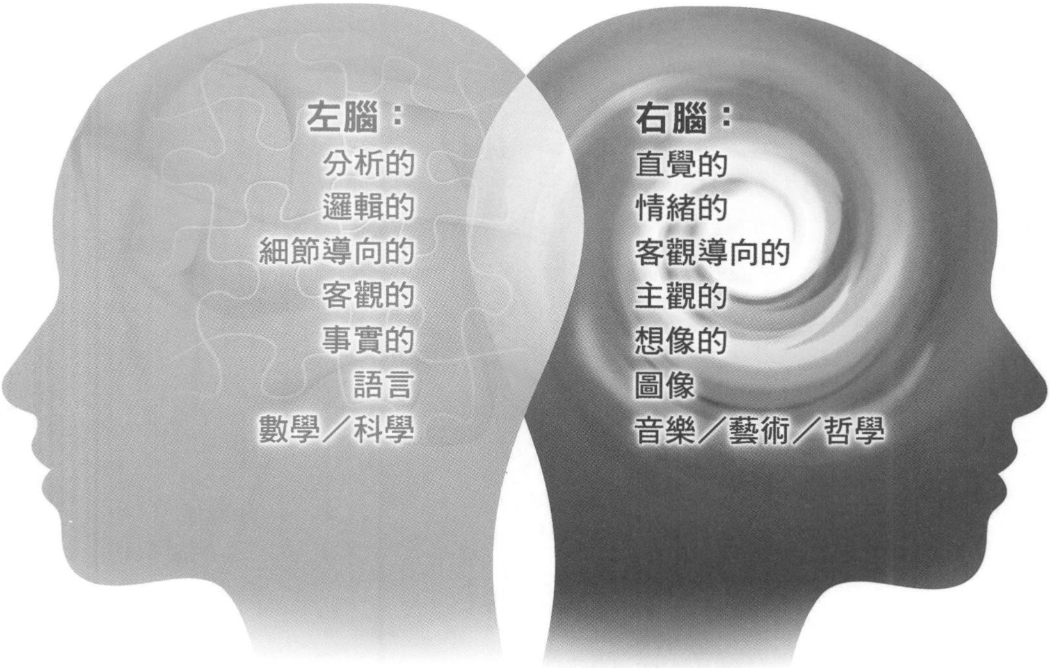
左腦：
分析的
邏輯的
細節導向的
客觀的
事實的
語言
數學／科學
右腦：
直覺的
情緒的
客觀導向的
主觀的
想像的
圖像
音樂／藝術／哲學

左腦與右腦之別（二）

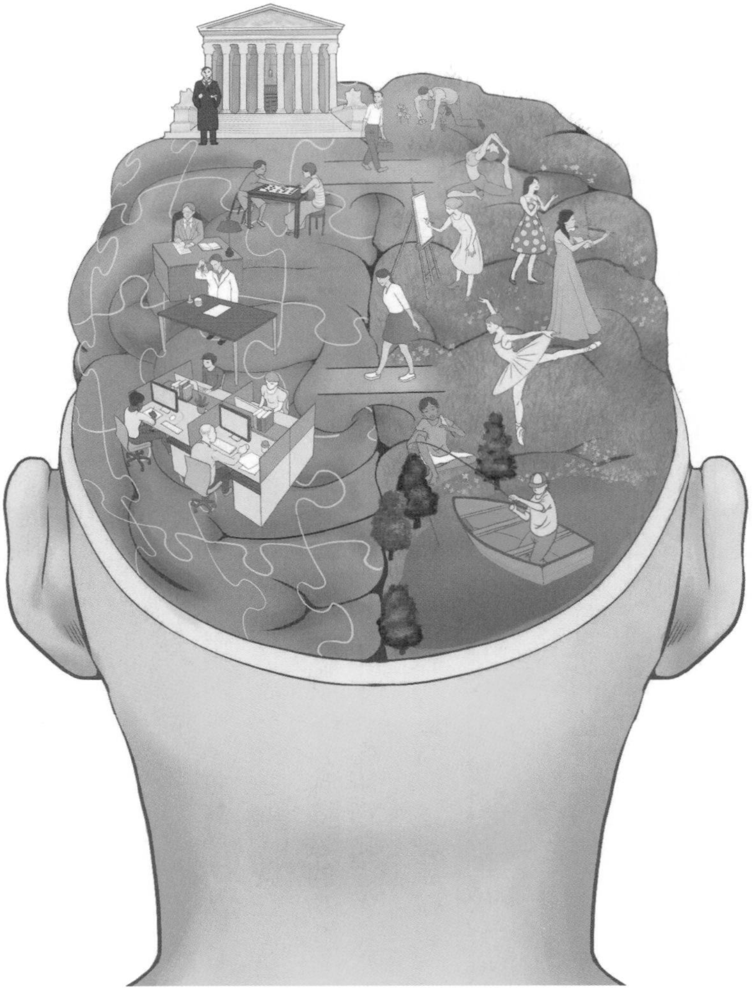

人類心智的研究已經證實，某些功能是由特定腦區所負責。也就是說，左腦和右腦兩個半球是有明確分工的。舉例而言，語言、理性分析、規劃、與決策是和左半腦相關，而對刺激的關注（如視覺空間資訊的處理）、藝術、創造力、和直覺則與右半腦有關。所以，沒有左腦，人類不會有時間的觀念，也無法透過語言交流；而右腦則將世界視為各種能量模式的展現。

精於做出時空的區隔。沒有左腦，就不會有語言。人類經過多年的演化，左右半腦早已失衡，人類社會可說是由左腦人所組成的。

事實上，我們對現實的感知失真程度遠不止於此，還要加上情緒腦捕風捉影的渲染。

問：等等，你剛剛說大腦裡還有一個區域叫做「情緒腦」？

答：情緒腦又稱大腦的「邊緣系統」，位置靠近腦幹，就在銜接左右半腦的胼胝體附近，一般認爲是較原始的大腦區域。這塊區域的功能就像是篩選所有感官資訊的「濾波器」，掌控快樂、悲傷、恐懼、愉悅等等情緒和長期記憶。由於位置特殊，鄰近於接收感官資料的區域，邊緣系統很容易攔截這些資訊，「貼上」正向或負面情緒的詮釋後，才讓這樣的感官資料「過關」。

從這個角度來看，它的作用就像感官資訊的濾波器，所產生的大腦反應則離不開情緒，而且總是連著這些資訊一同處理。可以這麼說，少了邊緣系統加上的情緒標籤，感官資訊到不了更高功能的區域，因爲這個情緒標籤能幫助大腦迅速地將進來的資訊分類爲正向、負向、還是生死攸關，讓大腦能

邊緣系統（情緒腦）

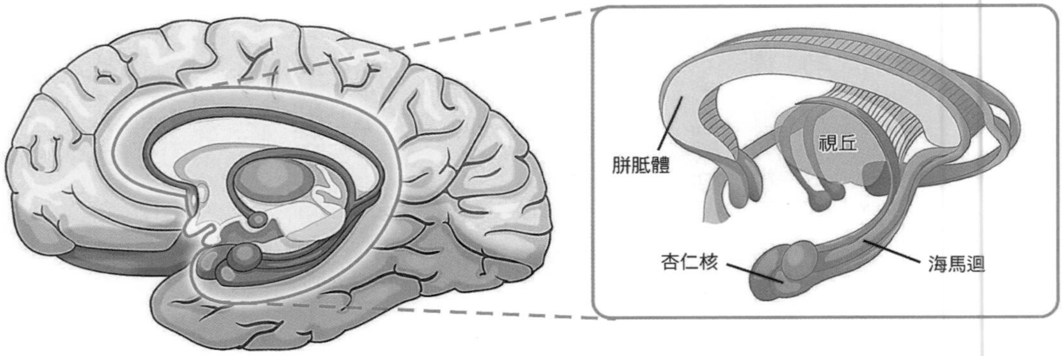

邊緣系統是一組大腦解剖構造的總稱，包括海馬迴、杏仁核、視丘、和胼胝體，負責調節大腦的情緒，又有「情緒腦」之稱。邊緣系統掌管多種腦部功能，包含了行為、情緒、記憶、動機、和嗅覺，可說是專門負責在輸入的感官訊號加上情感標籤的過濾器，從而左右腦部對外在世界的高層認知。

具體來說，杏仁核是恐懼的中樞，杏仁核活化時會關閉右腦的運作，交由左腦主導，並抑制副交感神經系統，而啟動交感神經系統。

靜坐能影響邊緣系統，使人更能依自己的心意控制這些功能，促進放鬆反應，對人生有較正向的觀感。如此一來，當事人更容易專注，較不容易因內心的自我對話、情感、和生理反應而分神。

更快作出反應，提高效率。然而，這也意味著，情緒腦在我們所有的決策過程中，都擁有重要的發言權。

事實上，邊緣系統有一個特殊的區域稱爲「杏仁核」，是一個調節恐懼和攻擊性的杏仁狀結構。杏仁核活躍時，它把持了邊緣系統，將所有的大腦活動導向主宰邏輯分析的左腦，同時關閉藝術性的右腦。此外，它會通過交感神經系統啓動「打或逃」的反射反應，並關閉副交感神經系統所負責的放鬆反應。

想想，我們從清晨到夜深，無不生活在高度壓力之下，對生存的憂慮和不確定感節節高升，這兩者正是滋生慢性恐懼的溫床。恐懼，應當說是長期恐懼，塑造了現代人的生活，讓人籠罩在黑暗、絕望、沒有出路的感受裡。

問：你所描繪的模式，我聽明白了。那麼，從你的角度來說，不跟著這一恐懼起舞，就能挽回人生的頹勢。是這樣的嗎？

不隨恐懼起舞，或說消除恐懼帶來的影響，可說是我近年來鼓吹的療癒和教育方法的前提。

以療癒而言，不隨恐懼起舞是感恩靜坐的基礎，而感恩可說是克服恐懼

最有效的解藥了。打從心底眞誠感恩的人，是感受不到恐懼的，任何瀕臨恐懼邊緣的感受，都會銷融於感恩之中。感恩的心境所帶來的喜樂和平安感受，使大腦能平衡地接收左右半腦的訊息，整合邏輯與直覺、理性及創意、論述與抒情。同時，感恩的心境還會引發副交感神經的反應，讓身心得以徹底放鬆。

正因如此，在兒童教育方面，我才主張健全的教育需要開朗而且明亮的學習環境，並以正面鼓勵做爲唯一的教養策略，除了強調分析式的教學之外，也不忘記創造力、道德情操、和倫理價值的重要性。沒有恐懼的成長環境，以及左右腦均衡課程的薰陶，能養成一個自信的孩子，身心均衡，而且自然流露出智慧、創意、快樂。

希望在座的各位能全面地看待這些觀念，並明白適當的靜坐練習其實是符合科學精神、有實證支持的。

24 創意心靈

問：你提到靜坐能夠使心境悠閒自在、更具創造力。持續放鬆能讓人自然悠閒下來，這個道理我明白，創造力又是怎麼來的？靜坐怎麼有辦法促進創造力？

答：人類創造力的基礎，在於憑經驗、更重要的是憑直覺來面對生活裡的狀況，不受限於已知的規範，而能提出一個不同於流俗的解決方案或觀點。對眾人習以爲常的事物，能夠提出令人耳目一新的說法的人，我們會覺得他很有創意，無論所創作的是實質的物體、觀念，還是超出常規的解決方案，全是創意的展現。

從這個角度來說，創意將心靈由一般人預期的正常範疇中釋放出來，激

發人們找出現實常規之外的全新模式和規則，而自由、悠閒、沒有盲點的心靈，自然就會流露出創意。很早之前就有人提過，唯有失去頭腦的限制，才能成就充滿創意的心靈。

創意心靈同時也是一片空白的，只有空白的心境才能反過來看世界，處處發現難以言喻的驚喜。就是這樣空無一物的心靈，才能不帶偏見，構造出美麗而新穎的形式，那過程猶如一種反向工程，心靈一開始早已胸有成竹，只是試著把心裡所見重新描繪、建構出來而已。奇怪的是，自古以來的所有偉大作品，無論是藝術、科學等等領域，創作者在動手之前，心裡已有了明確的構想。這一點，可供各位三思。

問：你剛剛的意思是說，我們生來就是有創造力的，只是因為後天的教養堵塞了心靈而無從發揮，是這樣的意思嗎？若真如此，我們是怎麼一點一點地失去創造力的？

答：是的，說得眞好。正因如此，我才老是說每個孩子生來都是天才，能自由地創造、茁壯成長，並自由地給予。然而，過度的心機算計，要求遵守死板的規則，反倒讓我們愈來愈看不清現況以外的大局。

這一點，雖然教育制度有其影響，但問題不見得全在於此，而是人類這個物種與生俱來的限制所導致的。同樣的，整個人類的演化過程中，「適者生存」才是背後眞正的動力，有利於存活的遺傳性狀，也就是透過一套在各種情況下都可行的規則和常軌，把人生合理化的能力，這才通得過演化的篩選，代代相傳而發揚光大。而個人的創造力，對物種整體的生存其實沒那麼重要，除非這一創造力能強化整體的存活能力。

雖然我說過，比起大人，**孩子生來是自由的**。然而，事實的眞相是，通過一代又一代的教條灌輸，個人（包括孩子）的遺傳特質一定是不利於個人發揮創意的。然而，孩子之所以仍然較有創意，正是因爲他們不像大人一樣習於正經八百的教條，也不那麼害怕風險。只是，隨著孩子漸漸長大，創造力開始慢慢消退，反應變得可以預期，就和別人沒什麼兩樣了。

問：感覺上，對於孩子該如何教養，你是有很多想法的。既然如此，你認為最佳的兒童教育體系該是什麼樣子？

答：你說的沒錯，多年來，我一直在鼓吹所謂的「全人教育」，希望在教養孩子時能一併考量身心整體的狀態。也就是說，孩子不只是知識、事

實、和邏輯推理的總和。孩子的成長，打從一開始就是由情緒感受、好奇、希望、和正面鼓勵來推動的。孩子對這世界的反應，不是只能透過記憶、語言表達、和寫作而已。最佳的教育系統可以幫助孩子成功，而不是讓孩子失敗。這樣的教育系統應該體現合作共存和寬容的心態，而不是競爭和應該考幾分。這樣的教育系統能解放心靈，看到表相之下更遠大的全局。最後，這樣的系統終將滋長出**靜坐的心境**。

只要想想這種全然不同的教育觀念，就能明白我們的教學方法和成果會有多大的不同，有更多時間是在玩樂中學習，教學上也更強調藝術、勞作、視覺空間的建構，更多正面的鼓勵，不那麼注重分數和競爭。最佳的教育系統不應該只侷限於強調事實和邏輯推理的左腦世界，而偏廢了追求藝術和想像力的右腦樂趣。

問：感覺上你要說的是，孩子後來並不是真的失去創造力，而只是創造力在生活的洪流裡淹沒甚或遺忘了，而靜坐則可以把創造力帶回來。

答：你說中了一部份。一方面，冥想確實有移除「濾波器」的作用，讓人生眞相更爲清晰透明，而解放了心靈，得以實現全部的潛力。至於說你只

說對了一部份，是因爲孩子透過靜坐所能抵達的境界，遠不只是發揮潛能而已。靜坐能敞開人的胸懷，接納遠大於人類有限現實的種種可能。說得精確些，正確的練習靜坐，能將心靈推展至不可思議的無限可能，所培養出來的天賦心靈，毫無障礙，也不受死板的規則所拘束。這是聖人之心，這樣的心靈才能引領人類進化邁向智慧，也就是所謂的「**般若空性**（*prajña*）」，並提升靈性。這一切，是否對你有意義呢？

問：我對靜坐比以前更感興趣了，但我知道自己對你所談的深奧理念其實只有粗淺的理解。

答：無需擔心，也不用試著去捕捉剛剛談了什麼微言大義，這和你不該擔心「靜坐能帶來什麼」是一樣的道理。事實上，我在很多練習靜坐的人身上，看到他們犯了同樣的根本錯誤。

說到靜坐，一般人問的不外乎正確的坐姿、腿怎麼擺、該怎麼靜坐，以及各式各樣關於靜坐時種種覺受和現象的問題。然而，眞正重要的問題還是在心靈層次，也就是心靈是如何看待人生眞相的。而靜坐的有形變化其實只是讓人迷途的花招，只是表相的不斷變化，並不像它們表面看來那麼重要。

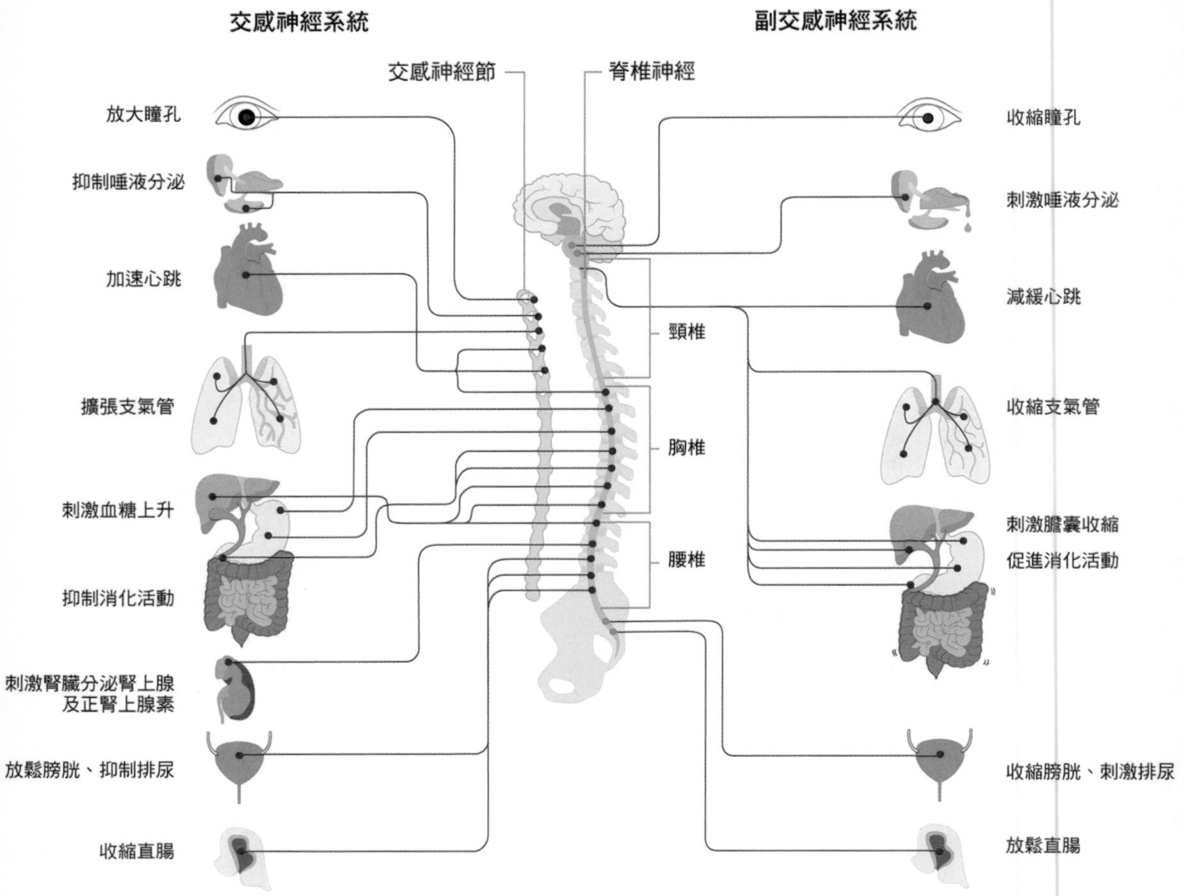

交感神經系統與副交感神經系統

交感與副交感神經系統對人體主要臟器引發的反應非但不同，而且往往截然相反。

交感神經系統促進所謂的「打」或「逃」反應，使心跳加速、血管收縮、支氣管擴張、消化功能暫停、焦慮出汗。另一方面，副交感神經系統則使心跳減慢、血管擴張、支氣管收縮、促進消化、讓身體放鬆而平靜下來。

現代人的生活方式幾乎是全被交感神經系統所主導，一刻不停，因為壓力已成了我們習以為常的因應模式。靜坐可以讓身體重回平衡與安寧，活化並延長副交感神經系統的作用，促進正常的身體功能，預防並對治交感神經過度活躍的後果，包括對心血管造成的壓力、焦慮、沮喪、注意力缺乏等等身心失衡的後遺症。

25 生命力及意識場引動身體變化

問：看來，你認為放鬆是靜坐能讓人獲益匪淺的關鍵，而這種放鬆的狀態則是源自於大腦的變化。你接下來會做出「腦部的變化先於一切」的結論嗎？換句話說，身體的諸多變化，全是由腦部的變化所引發的？

答：根據正統科學現在所能提供的數據來看，你所說的是對的。也就是說，腦部眾多變化所產生的訊號，影響了每個身體部位和系統。也就是說，一個念頭就能改變我們眼中的身體和世界，一刻可以造就永恆，對我們的身體都能發揮顯著的作用，更何況一般的生活方式。

請注意，交感神經系統所引發的緊張和收縮，透過由脊髓分支而出的諸多神經，影響五臟六腑。從這個角度來說，交感神經系統對心、肺、腎上

腺、腸道、膀胱等等的控制相當精細而具體。另一方面，副交感神經系統就單純多了，它主要控制的是腦幹和高等的大腦中樞，這兩者是放鬆身體和臟腑的重要樞鈕。就事論事來看，這兩個神經系統並不完全是彼此的鏡像而已。

很多年前，大約三十年前吧，有一天，我才突然意識到這個區別是多麼的顯而易見，正因如此，我這麼多年來一直把靜坐視爲恢復身心健康的關鍵。說得精確一些，只要一念放鬆，就能讓副交感神經系統接管整個身體，讓五臟六腑全部放鬆。也就是說，無需針對個別的身體部位和臟器逐一練習放鬆，只要心靈學會了放手，全身也跟著鬆了。

問：你提到的，依照「正統科學」，這套說法是對的，這話聽起來好像在暗示著在腦部發生變化之前還有什麼在掌控似的。靜坐還有哪些重點，是你認為重要但之前還沒提到的？

答：你讓我不得不踏進一個平常很少談的領域，因爲受限於用詞和所面對的聽眾，我通常能不談就不談。其實，事情的眞相是，身心之間是有個東西在聯繫的，我們通常稱之爲「意識」或「意識場」。

意識場是什麼？就是一個高速自轉的螺旋場。常有專家把意識視爲電磁場或某種類型的物理場域，但實情並非如此。所有超導體和訊息場，在本質上都是高速自轉的螺旋場。心靈清明無礙時，就由這一場域接管，使我們與全宇宙能和諧的連結在一起。身體也是一樣的，當身體沒有阻礙，氣脈全通了，便由意識場（也可稱爲生命能量）接管，而身體的功能反而發揮得更好了。從這個角度來說，所謂生病，也就是原本自由流動的能量塞住了，因而受限甚或扭曲的過程。

同樣地，練習靜坐能打通這些生命能量的通道，使身心完全合一，並擴充至周遭的一切，那一刻，我們可說是與宇宙合一了。我們的身心自然會感覺舒暢，而發揮最佳的效果。

我這裡所說的，正是古人所謂的「**定**（*samādhi*）」，也就是注意力聚焦於一的「止」的基礎。氣脈沒有完全打開的話，要想入定絕對是不可能的！

不需要爲了正統科學還無法測量意識場、生命能量、或氣而擔憂，這一天早晚會來臨的，到時，我今天解說的一切都會獲得科學的支持，千百年來宗教和哲學流傳下來的智慧也終將得到驗證。

在許多方面，我這裡所提到的改變，一如醫學在過去兩百年來的變革，

像是診斷方法由粗糙的解剖、病理、生物化學，進展到更比以往任何時候都更加微細，也不那麼具侵入性的影像診斷，過去一百年來，我們從X光進展到電腦斷層掃描、核磁共振（MRI）、功能性核磁共振（fMRI）、正子斷層掃描（PET）、單光子電腦斷層攝影（SPECT），不斷推陳出新。我在等待著，總有一天，很容易就能取得生命力或意識能量的影像。

問：哇，你剛剛所說的，真是前所未聞。你會不會認為靜坐的目的就是要打通氣脈呢？

答：嗯，我們應該把這當作長期練習靜坐的自然結果，而不是當成目標來追求。即使氣脈是相當微細的能量場，至少是比身體微細，但它本身仍是一個物質性的實體，仍然是無常而不可能不變的。別忘了，真正的靜坐是一趟自我探索的旅程，這過程中，身體的變化是難免的，我之前已經介紹過了。但緊抓著這些現象不放，反而耽擱了正途。請記得，靜坐是「捨」重於「得」的。

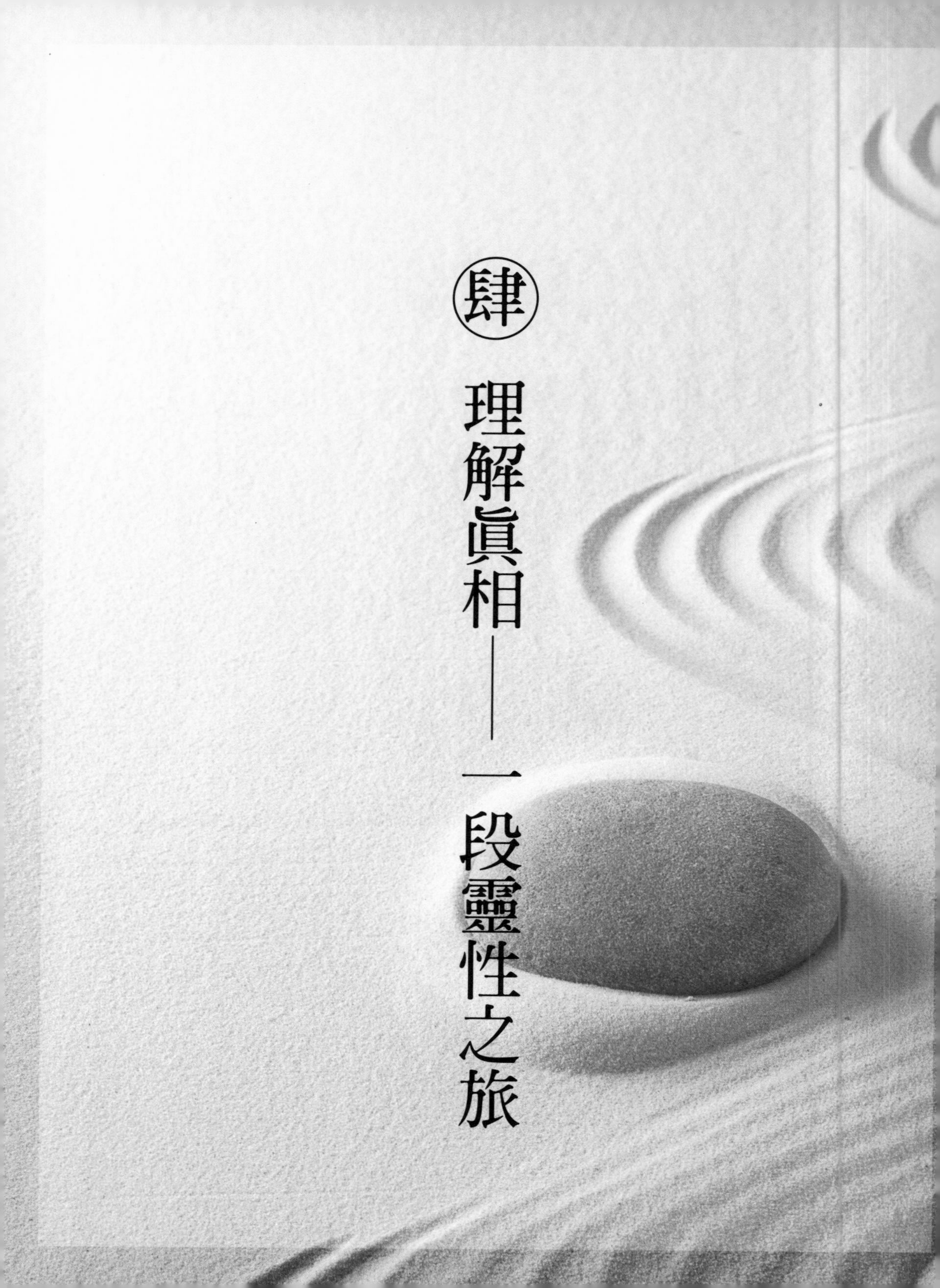

肆 理解眞相——一段靈性之旅

26 靜坐的心理層次

問：顯然一般人談到靜坐，還是偏重於技術性的研討以及現象性的變化，而你似乎認為，對練習靜坐的人而言，這個層次的理解是比較低階的。

答：是這樣沒錯，對人生眞相的領悟才是靜坐背後的**主要動力**，是我們練習靜坐的宗旨，而靜坐只是安頓梳理心靈，讓心靈得以面對人生眞相的手段，除了幫助我們領悟之外，別無其他目的。其餘的一切，可說是澈悟後的延伸，或說自然而然的結果。

問：若真如此，如果有人已經能夠看清何謂真實，何謂虛幻，他不見得要練習靜坐的。

答：一點兒也沒錯。如果對人生眞相的領悟已經根深柢固，靜坐根本是

多餘的、完全不必要，甚至可說是虛擲光陰。事實上，靜坐到頭來反而讓那再明顯不過的眞相，蒙上了一層迷霧，增加不必要的複雜。練習靜坐，是無法讓領悟增光添色的。

問：既然如此，我們在這裡費事談什麼靜坐呢？

答：靜坐的重要性，在於能夠打通頭腦因過度使用而造成的死角，是一個讓心靈的波濤洶湧平復下來的過程，風平浪靜後，我們可以看得更爲眞切。事實上，我們從靜坐中得不到什麼，因爲所需要的一切早就在那兒，只待我們去親自發現。從這個角度來說，靜坐不過是清除忙碌心靈表層那些垃圾的過程，是一個讓頭腦安靜下來，開放注意力的技巧，讓心靈得以將注意力轉向湍流之下更深的意涵。

問：那麼，沒練習過靜坐的人，可能達到這個境界嗎？

答：當然！回頭看看人類歷史，你會發現無論有沒有練習過靜坐，一直有人從幻相中頓時覺醒的。這是因爲，心靈的本質始終完美無缺，而這一事實始終在靜靜等待我們的了悟。

問：那麼，為什麼了悟你說的人生真相的人，可說是寥寥無幾，大多數人仍然執迷不悟？

答：我們把生活弄得壓力滿滿，讓心靈籠罩在層層迷霧裡。只要看清了這層層迷霧，就能直探心靈單純的本來面目。

悟道在人類歷史上是永不受影響，也永遠不會失落的，只待因緣具足，該悟的就悟了。領悟這事並不是模仿得來的，也沒有具體的路徑可循，除了任由直覺引路之外，別無他途。

問：你的意思是，學靜坐的重點只是對人生真相的領悟，還有別的嗎？

答：你說呢？還有什麼比明白我們自己的眞相更重要的呢？

問：儘管如此，就我所見，你這些年來始終不遺餘力的教導靜坐，由最基礎的開始，一直到靜坐的各個層面，包括與健康相關的身心變化。

答：因爲這兩者是相輔相成的，寧靜而有覺察力的心靈才夠成熟，而足以面對更深刻的人生眞相，而培養這種心境，正是靜坐的拿手專長。另一方面，光是談靜坐的技術面也只是白費精力，徒然把靜坐矮化成一種身心鍛鍊，靜坐不該只是如此而已。

27 特異的身心變化

問：你以平易近人的方式，為我們分門別類的介紹了靜坐，能否請你也如此循序漸進地解說靜坐的身心變化，讓我們更容易掌握？

答：我們的身心在還沒練習靜坐之前，可說是非常濁重的，充塞了雜念和煩惱等等心靈垃圾的染污。練習靜坐後，種種分心雜念和不斷流轉的思緒開始安頓下來，甚或消逝無蹤，我們的身心就會變得更放鬆。

在這個由濁重到輕安、粗糙到微細、混濁到透明的過程中，我們的身心會一一體驗到能量結的釋放，神經系統的變化也隨之浮現。這些能量結鬆脫時，會引發疼痛、痲木、悲傷等等覺受，但只要這些結眞正鬆了，負面的覺受可能蛻變成相反的感受，原本疼痛的地方，在身心或身體打結的地方鬆開

後，會變得輕鬆甚至有快感。悲傷的人在敞開心胸後，終於嚐得出幸福的滋味。事實上，只要鍥而不捨地練習靜坐，是可以嚐遍所有人生況味的！

就連荷爾蒙也會發生相當有意思的變化，因全身放鬆的程度而異，而且都是可以檢驗得出來的。荷爾蒙的變化，反映了身心正在返老還童。當然，這是比較極端的例子。一般來說，老練的靜坐者，體內的荷爾蒙反應和年輕人比較接近，也反映了他的身心狀態。經典常提到上顎所滴下的「甘露（梵文是 *amrita*，अमृत）」，當作長生不老的靈藥來談。我們現在可以把這一切變化，歸諸於荷爾蒙在返老還童的過程中變得活躍了的緣故。這些經典的文句都是能親身體驗的。事實上，這些解說全經得起現代科學數據的驗證，一點矛盾都沒有。

隨放鬆程度不同，身體的變化可說是層出不窮。事實上，消化、循環、肌肉骨骼等等系統，都能因所對應的氣脈打通了，而產生各式各樣與放鬆相對應的明顯徵兆。

同樣的道理，也可以說明心態的變化。靜坐是能讓人「轉性」的，舉例來說，原本眼中只有自己的人，變得慷慨大方了起來。然而，這些心結打通時，當事人往往會陷入很深的自我厭惡感而倍受煎熬。一個人的人格特質愈

靜坐能降低生理年齡

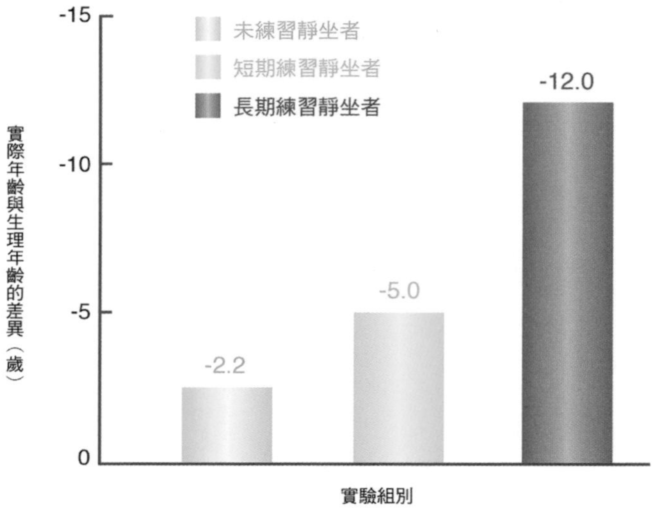

靜坐既然有這麼多身心健康的益處，也難怪有不少人認為靜坐能減緩老化的過程。科學家針對老化的生理和形態特徵進行觀察，依照各種比較不同身心功能的檢驗結果，可以估計出一個人的生理年齡。相對於出生之後所經歷時間長短的實際年齡，生理年齡反映的是細胞層面的健康情況，評估體內的細胞和組織離死亡還有多遠。

針對靜坐如何影響老化過程的一個實驗中，73 名練習超覺靜坐或更高層的「超覺靜坐悉諦」的受試者的生理年齡顯著低於 11 名對照組受試者。對照組受試者的生理年齡平均比實際年齡年輕 2.2 歲，平均靜坐經驗 2.8 年的短期靜坐者比實際年齡年輕了 5 歲，而平均靜坐經驗 7 年的長期靜坐者則比實際歲數年輕了 12 歲。這些結果顯示了，練習靜坐的年資和生理年齡之間的反相關，靜坐愈久，生理年齡愈是年輕。

本圖經 Informa Healthcare 同意，改繪自 Wallace, R. K. et al. 1982. The effects of the Transcendental Meditation and TM-SIDHI program on the aging process. *International Journal of Neuroscience* 16(1): 53-58.

是封閉、固執，這種變化就愈明顯。因此，在自我探索的旅途上，我們會經歷所有的情緒和心理狀態，挖得愈深，愈是讓人心裡不好受，真挖到骨子裡，幾乎世界全翻過來了。依人的性格傾向不同，可能在自我探索的旅程中經驗到難以忍受的悲痛，或正好相反，難以形容的喜悅。

問：我經常聽到有人因靜坐而產生了靈力的變化，能感應到一般人所看不到的。這是真的嗎？萬一發生這些變化，該怎麼處理？

答：要回答這個問題，我們必須先回去談心靈，尤其是看看它所能達到的全部潛力。我們通常只信賴日常生活用得上的感官和推理能力，才能掌握自己對現實生活的感知和論斷是否正常。這一來，就沒有多少空間留給所謂的「極端」或「異常」了，包括超感官能力（特異功能，ESP），甚至包括靈性經驗。

要是我說，我們所感知的現實，只不過是整體真相的一個小片段，你們會作何感受？感官雖然讓我們得以認識眼前的現實，卻只捕捉得到有限的資訊，限制了我們對真相的認知，把我們的種種覺知都限縮在一個狹窄而扭曲的視野上。

所謂的「神祕」或「通靈」，不過是心靈對眞相的直觀，也可說是不被感官干擾的現實，卻被我們打入了「迷信」或「不正常」的冷宮。換句話說，我們在此所要面對的事實是，心靈是可以不藉由感官的傳導和干擾，直接去感知眞相的。若沒有親身的體驗與了解，很難接受這一事實。因此，我鼓勵各位親身體驗，自己去發現這一點。

事實上，開放而無礙的心靈本質就是神祕的，本身自然是通靈的，在這種情況下，心靈無需借助任何媒介，自然能接納各種形式的眞相。它知道一切，只因它本來就與萬物合一，因此而超越了時空的侷限。從這個角度來說，開放無礙的心靈本身就是神聖的，了悟身心的平等無別，深知身心是一體的兩面，密不可分。

懂了這一點，你就會驟然明白心靈是無所不能的，包含了無限的可能性和能力，相較之下，所謂的通靈和特異功能，不過是大腦所發揮的一點小小潛能罷了，就像汪洋大海裡的一小顆水滴。通靈能力本來就是自然的心靈表現，大家對這個主題竟然這麼熱中，不惜爲此爭論不休，總讓我感到十分驚訝。

有意思的是，我們的老祖宗早就知道這些。古人對這一現象的態度更爲

開放，也更容易接受的。他們不那麼唯物，而且由親身的體驗，知道心靈的威力確實無窮，反倒是現代人動不動就爲此大驚小怪。我們可能認爲自己的科技相當先進，但在靈性這方面，比起古人，我們還有很長的路要走。

問：靜坐要練習到什麼地步，才會出現這些通靈能力？

答：看來你很迷這個話題，和大多數練習靜坐的人以及聽眾是一樣的。心靈的通靈能力，不過是徹底放鬆後所開發的眾多能力之一，本身並不具任何特殊意義，可能一陣子就沒了，和其他的一切一樣地無常。

至於你的問題，我要說的只是，氣脈打通時，一定會引發身心的變化，包括神經系統、荷爾蒙，甚或通靈。就像前頭提到的創意心靈，氣脈多通暢，通靈能力就有多寬廣。氣脈愈通，創意心靈愈開闊，靈力變化也愈明顯。我相信，這個觀點能幫助你詮釋這一切的現象變化，包括通靈。

問：那麼，在經歷這些深刻變化時，我們該怎麼做？

答：首先，這些變化根本說不上深刻，本身也不具任何意義。靜坐的重點不在於經歷了哪些現象，無論這些體驗是粗重、微細，通不通靈，都是一樣的，只是我們心靈歸鄉之路上的眾多無常變化之一。沒有什麼比自我了悟

更重要，這是我們必須堅持的心態。

至於對這些現象躍躍欲試的朋友，我常提醒他們，**最高的通靈能力就是智慧本身**。智慧能涵容一切，解決所有的問題。安住於智慧之中，就不會再想談什麼通靈或心理變化了。我們所討論的這些現象，和心靈本身的廣闊無際相較，只是寧靜海洋上的一縷漣漪。

這麼說，還清楚嗎？

無論如何，你可以自己一一探索的，別走偏了就好。

28 通靈、微細身心變化、與悟道的關係

問：我知道你不斷提醒我們，追逐這些特異的身心變化，只是捨本逐末的徒勞之舉。然而，我還是要承認，不光是我覺得這些變化很玄，我相信在場的聽眾也和我有同感。這些現象在經典裡出現的頻率之高，本身就反映了一般人對這個主題的興趣。我想問的是，這些通靈現象真是像你說的循序漸進？還是隨機出現而無跡可循？

答：我們大多數人對特異現象都免不了好奇的，這就是人性。換個角度來說，這也反映了我們身為人類活得多麼受限，多麼希望自己能擁有更多更不尋常的能力。我相信，沒有一個小孩不曾幻想過，只要肯下功夫苦練，自己就能飛上天，或擁有其他的特異功能。正是這種對超乎自身所能的敬畏感，促使我們不斷地尋求這些通靈能力。

但事實是不會改變的。開放無礙的心靈，本身即大有可爲，遠超越我們現今想得到的種種可能。

事實上，這些身心變化的次第，會是隨著所採用的靜坐方法以及個人的秉性而異。有些方法特別能開啓心靈的某個部份，像白骨觀就是一個例子。從我個人的觀察中，我已發現身心變化或特異功能的浮現，是和所修的法門相關的。事實上，例子相當多，要用上一整場講座的時間才說得完。但我並不喜歡公開講述這個主題，因爲我發現，這往往會誘使練習靜坐的人一心追求這些變化，而將靜坐本身拋諸腦後，不止抵銷了靜坐的成效，還引人走上歧途。事實上，正如我一再強調過的，這些變化除了驗證了心靈的無所不能之外，眞的沒有什麼特殊的意義。

問：不過，可以請你描述一下靜坐時的所有身心變化嗎？這些變化對我們有何意義？

答：就像我之前提過的，身體會由沈重變得微細。因此，在一般情況下，神經系統和荷爾蒙分泌的變化會打先鋒，導致體內的變化，才帶動這些改變，接下來才是性格轉變或通靈感應這類較微細的變化，接下來的變化會

愈來愈細微，不知不覺地，我們開始反思自己的個性和價值觀，而引發人生價值觀的抽象改變，讓人脫胎換骨，如獲重生。

說實話，這些身心靈的變化，無論是粗重還是微細，都讓我們離心靈的家鄉更近了。我見過太多太多練習靜坐的人，在面對這些變化時「失守」了。一般來說，變化愈是顯著或慘烈，練習靜坐的人就愈有成就感，還附帶著一種「我已抵達終點，你們沒有」的優越性，這種傲慢其實是修行過程中，除了昏沈之外的最大障礙。

對於這些練習靜坐的人，我會提醒他們，就算出現了種種精妙的變化，他們與眞實自性的距離，並不比他們眼中不入流的凡夫俗子近多少。無論什麼變化，依舊不脫無常，既沒有更接近，也未曾遠離人生眞相的本來面目。

同樣的，我也認識一些修行人沈迷於微妙的身心變化，以此標榜自己的境界是多麼殊勝，這些人已經走偏了，迫不及待地認爲自己已經領悟，不可與凡夫俗子相提並論，喜歡依據各階段的身心變化，評比自己和別人的修行境界。他們通常認爲，身心變化愈是微細，特殊的通靈花樣愈多，就代表了他們比別人更高明。他們十分貪婪，緊抓著種種微細的狀態不放，就許多角度來說，他們比一般人更貪求名利等等能標榜自我價值的具體有相之物。多

麼可惜啊！這全是眞實自性不屑一顧之物。無論是粗重還是微細的變化，都不會讓我們離眞理更近一些或更遠一點，它只待我們的了悟，毫不在意我們修不修。可嘆的是，這些人在誤導自己之後，還要把這些誤解傳播出去……

問：真沒想到你竟然這麼說，因為我們認為，只要有了這些身心的變化，而且變化日益精妙，我們離自我了悟就更近了。

答：我和許多修行人這麼多年交流下來，發現這是最普遍也是最大的誤解。你剛才提到的觀念，乍聽之下很正確，彷彿了悟眞實自性或心靈歸鄉的過程，只是逐漸變化的結果，但其實不是這樣的。換句話說，你的聲明意味著你誤以爲了悟眞實自性只是一連串變好的過程，只是有些變化比較明顯，有些變化很微妙罷了，倘若眞是如此，這種了悟是不會持久的，因爲這些變化本身根本不是永恆不滅的。「變化」一詞，從定義來看就是短暫無常，也就是說，現象上所發生的一切，早晚都會消逝無蹤的。

眞實自性不依賴於任何一物，它一直在那裡，始終如是，未來也不會改變。眞要說些什麼，我們的眞實自性根本不認得這些依附現象而生的無常變化。我們視若珍寶，覺得眞實無比的現實，不過是一套會自行生滅的現象組

合，而自性和人生眞相則從來未曾動搖，無論你修不修，在不在意什麼，都撼動不了眞實。

在這個前提下，有沒有變化或變化是粗重還是微細，根本不是重點。變化本身就是短暫無常的，和我們的眞實自性一點關係也沒有。無論怎麼變，離眞理既不會更近，也不會更遠。明白這一點，也就明白了眞實自性是怎麼一回事。其實，了悟自性之後，自然會明白一切都沒有改變。既沒有得，也沒有失去什麼。我們現在是這個樣子，未來也一樣，只是繼續安安心心的過日子，清清楚楚自己的本來面目，知道自己能怎麼利益眾生。

這才是眞正的靜坐。

29 如何看待「走火入魔」

問： 如果清明澈悟才是靜坐最重要的基礎，是不是意味著靜坐時的生理變化其實沒那麼重要，大可不理它，是嗎？

答： 不需要理睬的，不只是靜坐期間層出不窮的生理變化，還包括同樣難以捉摸的心理變化，這些全是身心一再放鬆時所產生的短暫變化罷了，是因爲氣脈通了而生的。放鬆狀態能打通氣脈而引發相應的身心變化。

然而，這些變化全因人而異。對氣脈不通的人來說，放鬆之後，體內的氣活絡了，疏通了氣結，便出現了對應的徵兆。有些人在靜坐時止不住地煩躁，有些人則會產生不尋常的覺受，這多半是因爲腦部的氣塞住了。因此，在打通腦部的氣結時，可能會出現相應的心理現象，卻往往被誤解爲嚴重的

心理失常或精神崩潰。由於這些現象確實很特殊，初學者很難不去注意。我敢說，所有靜坐時身心變化的問題，絕大多數只是掩人耳目的短暫現象，只要不理它，早晚會自行消失的。

這就是爲什麼一定要對靜坐有正確的認識，如此一來，即使沒有明師的指導，你也能夠應付這些不可避免的變化。所以，我才一再強調，想要踏上靜坐的自我探索之旅，正確的知見是首要之務。正因爲這一體認，藏傳佛教也同樣主張在修習靜坐之前，一定要先建立正確的實相觀。

問：是不是正因一般人沒有這樣的體認，才總是流傳著靜坐會引發行為或心理偏差的傳言，也就是所謂的「走火入魔」？

答：是的。我認爲這個錯誤觀念全是因練習靜坐的人無知，以訛傳訛的結果，可嘆的是，最後卻成了讓人不敢嘗試靜坐或只敢淺嘗即止的障礙。所有因氣脈打通而生的身心變化，都是短暫而且早晚會自行消失的，其實是身心氣脈重新活絡的好徵兆。

只要身心無法充分放鬆，一定有某個位置的氣脈是塞住的，如果想要完全恢復健康，這些塞住的地方都要打通。更重要的是，氣脈若沒有完全暢

通，就無法眞正進入三摩地（禪定）的境界，這是由於氣脈阻塞會令人分散專注力的緣故。

事實上，我們也可以說不論**任何念頭**的產生，都是氣在身心移動與摩擦的明顯跡象。當氣脈完全打開，我們的念頭會隨之停止，一個人會在當下與一切合一，並永遠維持如此的狀態。我所想表達的，其實都可以經由練習來驗證。

無論是身體有氣動的現象，還是心裡妄念紛飛，只需要問自己「誰是這副身心的主宰？」，取回身心的主導權，所有這些異象和雜念就會自行消失。了解靜坐時所有的身心變化的本質，無疑是讓人理解靜坐優點的關鍵。我衷心希望，在練習靜坐的過程，各位不會輕言放棄。

30 妙樂、脈輪、和領悟無條件的喜樂

問：所有經典都提過，靜坐各階段會有不同程度的輕安妙樂，可以請你多說一些嗎？

答：練習靜坐的人，隨著身心的放鬆程度不同，一定會體驗到各種輕安妙樂的感受。小小的放鬆帶來小小的輕安，大大的放鬆帶來的喜樂，可能是幾乎難以承受的，包括生理的愉悅感，也包括心理的歡喜安樂。

人體細胞放鬆時所引發的整體喜樂感，是一般感官的快感所無法比擬的，一波波的喜樂不斷從頭頂流竄至腳底。然而，即使這麼大的喜樂，也無法與心靈一瞥我們眞實自性時的快樂相提並論。禪宗故事常提到，當人看清眞實的自性時，那巨大的喜悅常讓人笑個沒完沒了，有些人甚至會哭得無可

扼抑。

所有這些妙樂快感，在領悟心靈的至樂跟前，全都不值得一提。領悟心靈的至樂是永恆而無條件的，不同於身心妙樂，這種至樂與氣脈通不通、是否穿越了心理障礙，一點關係也沒有。領悟的心所帶來的至樂，完全不是身心妙樂可以形容，那是無可言喻的。

完全領悟的心靈，無論外境是悲是喜，它散發出來的光明一點也不會動搖。領悟的快樂心靈毫無罣礙，它的光輝能穿透世界所有的平庸和侷限，帶來了希望、喜悅、和光明。這一來自於自性的眞實至樂是人人都有，未曾失落的，無關乎我們做什麼，或不做什麼。

問：為什麼這些喜樂感常出現於身體的某些區域？是和哪個神經中樞有所對應嗎？

答：事實上，全身都有能量中心，也就是許多經典記載的脈輪。脈輪是能量的門戶，將多維的存在本質，轉爲人類三維的身心狀態。我們的存在本質是多維的，只是我們不敢相信自己就是這具三維的血肉之軀。事實上，就連時間的意義，我們都無法用所感知的世界說清楚。

我們的存在本質是多維的，還有很多層次的存在雖然超越了感官的範疇，卻可以被人們的意識憑直覺感受到。這些直覺是對的，也經得起科學的檢驗，卻常被人視爲故弄玄虛，甚或迷信。

回來談脈輪，各層次存在的能量流動，經由脈輪疏導至我們受限於神經系統及荷爾蒙的人身。從這個角度而言，脈輪並非肉身的神經中樞，而是生存不可或缺的更高層能量中心。我們大可放心，總有一天會有更精細的影像技術，可以指出這些能量中心的存在！

像脈輪這樣的高等能量中樞，能調節我們的氣脈，卻也和氣脈一樣是會塞住的。有種種因素會導致脈輪的堵塞，包括了我們自身的偏見、教養背景、各種人格特質。脈輪的能量結疏通後，所產生濃烈的幸福感，常會讓我們不由自主地將注意力帶回到脈輪所在的位置。不過，雖然我們知道這些脈輪所對應的區域，但它其實沒有實體的解剖結構。

問：你依程度和類型，為我們勾勒出這趟自我探索之旅所能經驗到的喜樂。這樣看來，領悟所得的至樂是最深刻，也最有意義的。

答：你只說對了一部份，眞實自性的至樂是無條件的。正因如此，快樂

脈輪

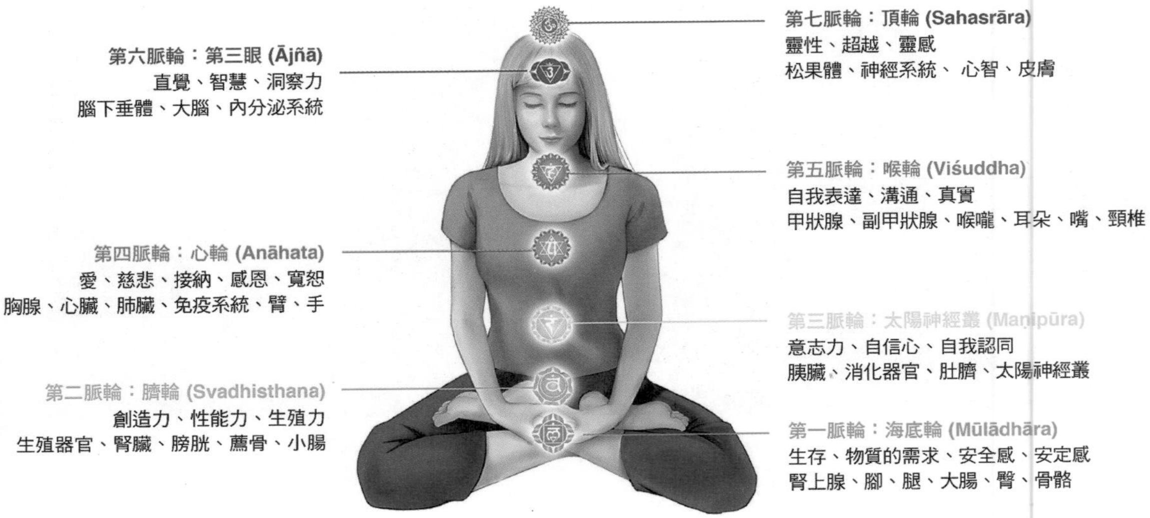

脈輪的梵文原字「*chakra*」是渦漩的意思，用以指稱全身上下七個主要的能量中心，這些螺旋狀的能量中心有其個別專屬的顏色，也就是這一脈輪的象徵。

脈輪掌管體內不同位置的生命能量（氣或 *prana*），脈輪暢通時，身體處在平衡狀態，可以安然自若。然而，有些內在或外在因子會導致脈輪堵塞，並進一步導致身心疾病。靜坐可以重新打通脈輪，回到原初的狀態，讓身心靈回歸平靜與和諧。

脈輪開啟

脈輪開啟第一階段　　脈輪開啟第二階段　　脈輪開啟第三階段

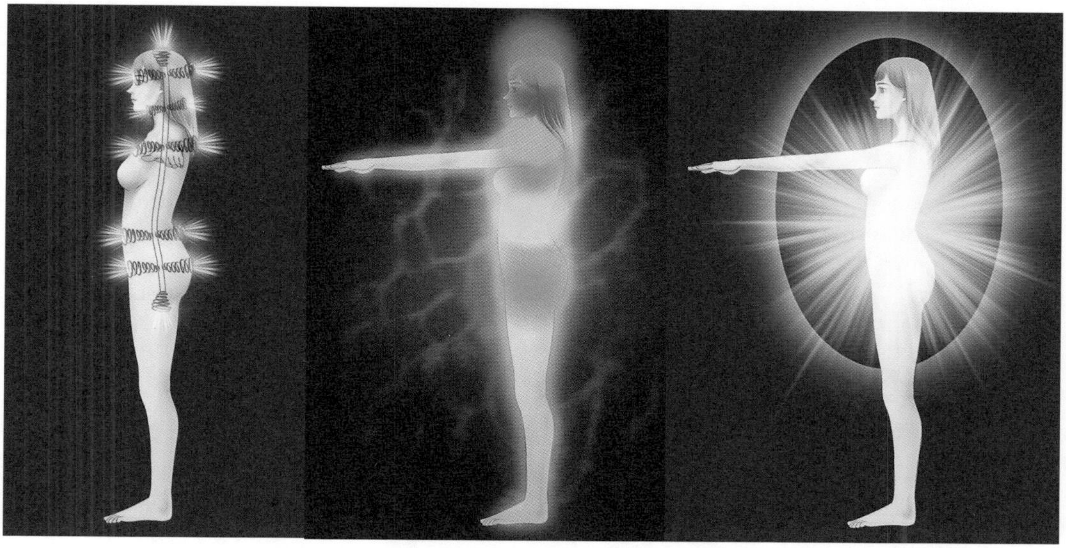

在能量開啟的第一階段，七個脈輪就像是以直線排列的七個呈漏斗形的渦流，只能接收有限的光的訊息。請注意，渦流的中央還是封閉的狀態，而封閉的程度則取決於多少身心殘留物有待釋放。中脈兩端也是封住的，只是沒有完全封死。

到了能量開啟的第二階段，脈輪能夠接收來自四面八方的光的訊息，開啟的脈輪就像是一團又一團球形的能量場，位於肚臍後方的生命力中心，則能從環境獲取微細的能量，到了這個階段，人的睡眠需求會大幅減少。

在繼續打通脈輪的過程中，到了第三階段，一個個脈輪會融合成一個統一的能量場，由更高層的「體」接引整個宇宙的光明，到了這個階段，我們只需要活在當下，就可以單純地透過我們的存在，而對周遭的人事物產生潛移默化的影響，這或許可以說是神聖恩典的全然體現。

圖片經 Almine 同意，改繪自 *Almine. 2002. A Life of Miracles: Mystical Keys to Ascension:* 1st ed. Newport: Spiritual Journeys LLC, 100-102.

七體

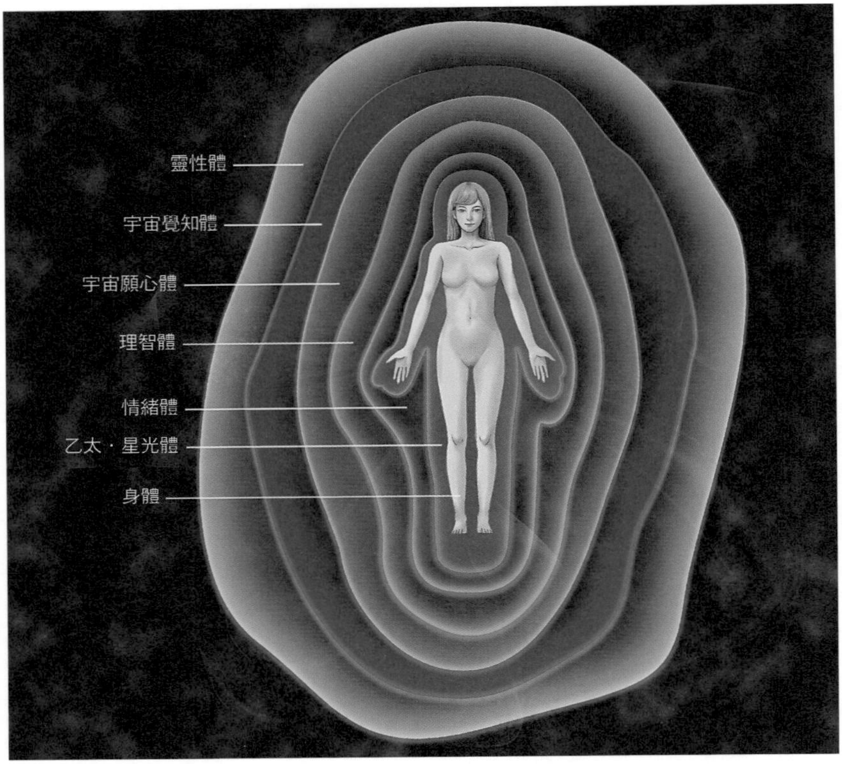

我們的存在是由七種「體」構成，由內而外擴展，依序是身體、乙太・星光體、情緒體、理智體、宇宙願心體、宇宙覺知體、和靈性體，像一個發光的繭，層層地包住我們，也是個人和宇宙交流的通道。

只有較基礎的體（情緒體和理智體）恢復平衡，能量不再堵塞，較高的體才會暢通開啟。情緒體和理智體在靈性進展和提升的路上格外重要。而眾多能量彼此匯流交錯於乙太・星光體，即形成了我們所熟知的針灸穴位和脈輪，乙太・星光體也被認為是我們大部份業力的儲存之所。

圖片經 Almine 同意，改繪自 *Almine. 2002. A Life of Miracles: Mystical Keys to Ascension:* 1st ed. Newport: Spiritual Journeys LLC, 100-102.

才堪爲我們生存的基礎，就連「深刻」或「意義」這樣的字眼都不足以形容。在你我心中無條件的光明，永遠閃亮，永遠幸福，這就是它的本質。我們註定幸福快樂，因爲那就是我們眞正的本性，換個角度來說，我們永遠無法**變得**更快樂，因爲那是我們本來就有的，怎麼可能還需要重新取得？只要懂了這一點，我們能做的，也不過就是記得要快樂。

只要記得快樂，我們就回到了心靈的歸宿。這是所有自我探索之旅，和無始以來流傳下來的靜坐方法背後最大的奧祕。明白這一點，你不需要練習靜坐，不需要四處尋師，什麼都不需要。你會發現你自己的道路，同時完成了這一旅程，任何事物，包括靜坐，再也無法帶走你的注意力。這是超越時空的自我探索之旅，所能帶來的至喜至樂。

問：你把這份領悟說的好美妙，我感覺到我的心聽懂了，好快樂，好幸福。但就這麼一剎那，我又被打回了原點。為什麼我的幸福這麼短暫？

答：你的幸福之所以短暫，是因爲你的領悟也只是一時的。你瞥見了眞相，就在那一剎那，眞相直接對你內在的功德和智慧發言，你的確聽懂了，但也就是那麼一瞬間而已。

你必須從每個細胞深處活出這些道理，就像一個自知沒有退路的人，從懸崖上一躍而下那般毫無保留，如此你才會悟到眞相，身體每個細胞、每一丁點存在都深深體會到這一切是如何的不證自明，絲毫沒有半點疑惑。到了這個地步，就連有待了悟的本性或眞相都不復存在，什麼都不留，這就是自性本空的道理。

在空性之中，人的心靈終於恢復了完整的功能、完全發揮創意、眞正的活著。自我探索的旅途至此告終，所有疑惑全煙消雲散。倘若沒有澈悟，肯定還有些人生功課尚待完成，還要追求更多的答案，四處拜更多的明師。這就是這趟旅程的眞相。

問：根據你所說的，即使這種無條件的沛然喜樂，也不該做為練習靜坐之人的目標。

答：只有眞相才是唯一重要的，其他的一切，包括眞實自性流露出的無條件的喜樂，只是存在的一部份，根本無需刻意追求。我們本來就是這個樣子，根本不需要使勁。人心的強求或造作，到頭來全是徒勞。因爲只會流於追逐表面短暫的變化，而不是從這些變化的成因入手。

最糟的情況是沈迷於這些一時的變化，無論是通靈的能力、輕安妙樂、或其他的短暫現象。這些都不是靜坐的目標，靜坐只是一趟允許自我探索和了悟的旅程，既沒有得到什麼，也不會失去什麼。我們一開始就是圓滿的，旅程結束時也依然圓滿無缺。差別只在於，我們終於知道了。

31

行爲是知見的體現

問：修行和靜坐有何不同？

答：兩者只是用字不同罷了。更重要的是，明白兩者談的還只是把行爲修得更好的過程，畢竟「修行」字面上的意思即是修正行爲。

或許你會想問，爲什麼行爲可以和修行或靜坐扯得上關係？

有意思的是，古人很早就明白，重要的不是頭腦上的理解，對眞相的澈底了悟必會轉化爲行動。這麼多年來，我看過很多修行人談玄說理時頭頭是道，但轉過頭來，待人處事馬上違背了自己高談的領悟。這就是從每個細胞深處活出來的身體力行，和只在頭腦上玩文字遊戲的不同。

問：我明白，真正得道的人，行事必然不同於常人。

答：只有在他想要，或爲了更大的目標時，才需要不同於常人。一切都成了隨緣助人的工具，也就是方便法門。

事實是，領悟的人會明白，這個世界只是一個錯覺，只是讓仍在其中掙扎的人，平添無謂的痛苦和煩惱。想到人要自我折騰了那麼久才悟道，必會引發他的慈悲心，希望能修正身邊的人對實相的誤解。他深知實相不離自性，因此更希望能教人遠離徒勞無功的道路，因那只是虛耗人生罷了。

正是這急切的婆心，促使悟道者應機而教，因材施教。他可能平易近人，也可能故弄玄虛，讓疑惑在初學者的腦海盤旋不去，甚至乾脆不立文字，只是以身作則。他可以自由的來去，不落窠臼，沒有人能預測下一步。

事實上，只要有先入爲主的想法，一開始就錯了，我們常預設領悟的人會怎麼說、該怎麼做，但那全是自己心裡對「理想的領悟模範」的投射罷了。

問：你的意思是，我們無法從行為表現看出誰是不是領悟了，對嗎？

答：這話也只對了一部份，因爲悟到了眞實自性的人，雖然深知自己不再受限於人類的限制或成見，但他也明白，正如無條件的喜樂出於自性，善

逆向工程的反向演變

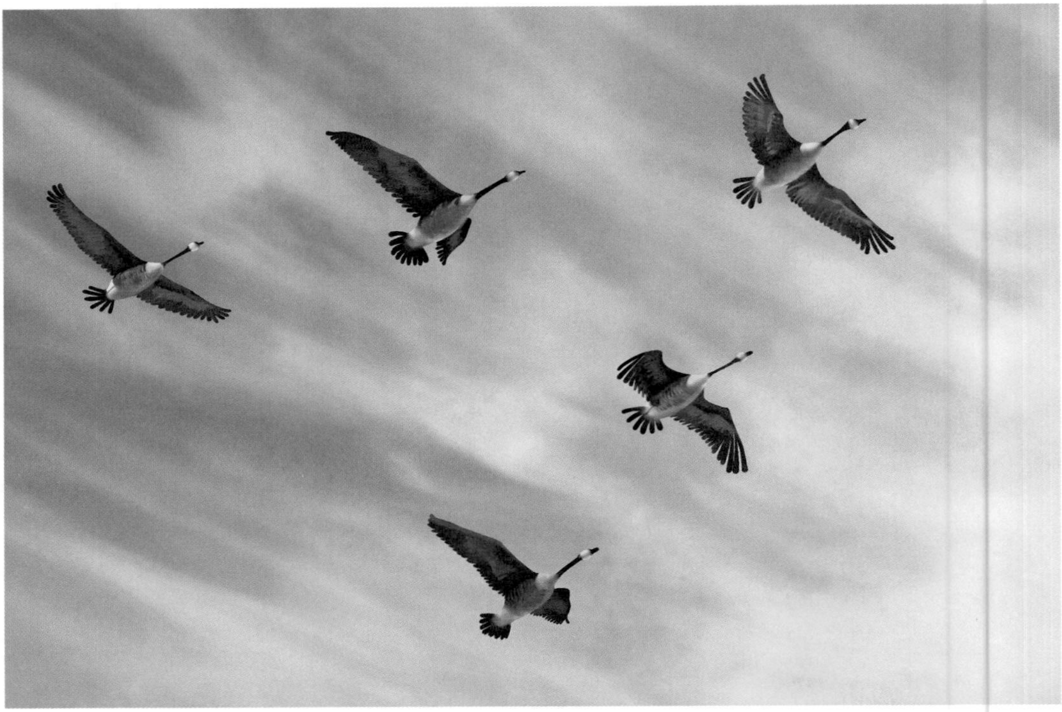

縱覽歷史，人類社會似乎一直有回歸的傾向，證得真理的少數幾位開悟者，終將帶領我們其他人走上他們所了悟的修行之路，指出人類祈願自我提升的方向。

我們透過一連串重新學習的過程，重新評估自己的真相，跟隨著這些開悟的典範，只願活出同樣的悟境。我們就這麼開始了一系列的「逆向工程」，拆解我們從文化和社會學來的一切成見，向內尋得自己對真理的領悟。人類文化中有相當多的成分，就是對最高精神道德價值的追尋，我們願循此軌跡回歸，落實到自己的日常生活裡。

德也同樣不離自性，人的眞實自性原本就是快樂、純淨、永久、和良善的。

正因如此，古今中外，無不將道德和倫理視爲人性最重要的素質，是值得努力培養的。幸福快樂能讓人活得有意思、有興味，而善德則能使人活得圓滿。依此而行，人不只回到了心靈的歸宿，而且與眞實自性合而爲一。說得簡單一些，幸福快樂和善德都是人類眞實自性的自然流露，因此，眞正悟道的人自然會與之共鳴。

總而言之，一個眞正領悟的人，自然會實踐善德，完全沒有心機盤算。他善良而有同情心，不吝爲周遭的人帶來喜悅，促使人反觀自省，爲需要的人帶來希望，鼓勵他們繼續向前邁進，以隻字片語觸發聽到的人開啓一連串的自我探尋，出自眞心的希望世界更美好，這些行爲全展現了他自身人生領悟的風範。

有些人領悟後，選擇成爲眾生之師，其中極少數成爲教師之師，這些聖賢改寫了人類的定義，爲後世留下了指南。在許多方面，我們的演化可說是跟著他們留下的文明向前邁進的。他們透過個人的示範帶領人類前行，留下善良的道德觀，發掘人心最高的渴望。從這個角度來說，人類的演化好比反向工程，透過聖人的示範，我們從中學習如何達到他們的境界。

32 功夫深淺、面對欲望、放下、信心、與正知見

問：領悟的境界是否取決於修得多或少呢？換句話說，勤於靜坐的人是不是更容易悟到真實自性？

答：你要談的是**功夫深淺**，也就是投注於靜坐的心力是否會影響境界。然而，不管我們爲自己安排了怎樣的修行道路，眞實自性只是靜待我們去發掘，一刻也未曾失落過。即使鍥而不捨的用功，也不過清理了我們的感官，調馴我們的心性，讓心靈更有秩序、更清透無礙，這些功夫和成效都與自性的了悟無關，對於我們的作爲，眞實自性一點都不關心。因此，世間的功夫下得再深，遠不如瞬間的領悟更能讓我們獲益。現在如此，未來千萬年也是如此。

然而，這意思並不是說功夫不重要。其實，若不清理我們的感官，整頓心靈的居所，根本不可能深入領悟世間種種粗重和微細的表象。因爲我們被現實綑綁得太緊，已經連探索的餘裕都沒有，遑論領悟。

問：我常聽嫻熟靜坐的人談到，要收攝感官，尤其是抑制欲望，修行才會有所進展。

答：所有靜坐和修行的經典確實都提到了，在踏上自我探索之旅時，收攝感官的必要性。然而，這一點卻常被誤解，以爲非嚴格的克制自己不可。我經常看到修行者困在自責的泥淖，認爲自己修到了這地步，怎麼可以對某人或某事仍有渴望，卻忘了關鍵是要認識到，當感官被撩起了，尤其是身體的欲望冒出來的時候，那力量是很強大的，幾乎是壓倒性的，讓人難以看清世間現象（包括感官和欲望）的眞實本質。即使如此，和欲望抗爭，其實是和一個根本不存在的錯覺鬥爭。對感官欲望的否認和掙扎，反而爲心靈更添一層困境和煩惱，結果只是在無謂的追逐和否認裡原地打轉，毫無意義。

正確的知見是，明白我們既生爲人，就不免有種種生理的需求，包括飲食、呼吸、睡眠、休息、以及各種因環境或自身而生的種種衝動。無論是否

認這些需求，還是利用這些需求，都和我們眞正的本性無關。眞實自性始終在我們之內閃耀，根本不在意這些表象。

在此誠摯地希望，無論是修行的新手或老將，都能聽進這一個小小的忠告，仔細想想這一觀念，得出各位自己的結論。

問：你接下來要說的，是不是「正知見並不真的取決於我們內外的修持」呢？

答：無論修什麼，最好一開始就能灌輸這樣的觀念：眞正的領悟不是修得出或求得來的。這個觀念將爲你省下無數時間，省得老在徒勞的追尋、兩難的泥淖和無謂的折騰裡兜圈子。

「苦修」完全站不住腳，因爲領悟是修不來，卻無所不在的。領悟本身是一個自然的開展過程，無論我們做什麼，早晚要領悟的，只是有些人悟得早一些罷了。

問：正是因為如此，你才說「靜坐對神經系統和身心健康的好處」並不是靜坐的重點，是嗎？

答：是這樣沒錯，但我們還是要儘可能多鼓勵一些人透過靜坐去探索人

生眞相。正因如此，我發現大多數人都是被靜坐的身心益處給引進門的，雖然改善健康、開發創造力等等身心變化只是靜坐的副產品，卻能為修行打好穩定的基礎。到頭來，我相信練習靜坐的人，不再是為了要得到什麼，而是為了「找到眞正的自己」。

問：如果功夫深淺、循規蹈矩等等都沒那麼重要，那麼，怎樣才是靜坐正確的心態？

答：相較於種種特質，我會認為「放下」或許是比較正確的靜坐心態。與其為了**功夫**深淺、通不通靈、各種心理潛能、創造性的天才心靈等等特殊的能力而汲汲營營，更應該做的是放下所有來到心靈的垃圾，包括這些我們希望透過靜坐修出來的特質或境界。

無論心頭浮現什麼問題，拋開它；任何疑慮，隨它去；任何有目共睹的成就，全放下；無論體驗到是苦或是樂，全隨它去吧。願意放下，不緊抓腦海浮現的一切，才能為心靈騰出空間，了悟自己眞正的本質。這或許是我們能給自己的最大幫助了。我必須說，到了最後的最後，就連放下本身都不重要了。

問：從靜坐和心靈覺醒的角度，怎麼看「信仰」這件事呢？

答：信仰是靜坐不可或缺的一環，但我這裡所談的信仰，可能和你所理解的有很大的不同。你可能認爲信仰就是武斷或主觀的宗教系統，甚至認爲那有迷信的色彩，大多數人也認爲信仰是無理可循且盲目的。

然而，我在這裡要談的信仰，其實是一種透過修行不斷積累的篤定感。我們愈修，對眞相的正確體認愈來愈清晰，是這樣的體認才足以堅定信心，難以動搖。就像科學家得到了一個全世界都懷疑其可能性的發現，儘管所有人都質疑這個發現是否存在，科學家仍然堅持前行，無懼於同儕視之爲圭臬的常規和限制。有一句佛家的老生常談「小信小證，大信大證」，說的就是這個道理。

33 放下的重要性

問：你一再提及，「放下」可能是最貼近靜坐之旅本質的心態，這讓我感覺到你不斷地暗示著，「放下」這個方法比其他方法都符合修行的精神。

答：我之所以一提再提，只是爲了提醒我們別想試著在修行中抓住什麼，即使看似深奧或有意思的體會，也不值得執取。現代人最大的問題就是，在隨手就能遍覽群籍的同時，反而在瑣碎的細節上鑽起牛角尖來，把心靈堵得都沒空間了。

問：要是我們的體會全是心靈的染污或不完美，那麼，我們怎麼知道該放掉什麼？換句話說，我根本不曉得自己學的或抓著的哪個東西是該放掉的！

答：正因如此，才需要練習靜坐以清理心靈。一旦我們將心靈的堵塞和性格的沈重清理得差不多，心思開始變得敏銳，才足以觀照自我，察覺自己內心是怎麼繞圈圈的。這會提高人的自我覺察能力，也是自我探索之旅的起步。

在修行的過程中，你或許會讀到經典和一些教學指南，爲你勾勒出不同的路徑和可能發生的變化。許多經典描述身心變化之細緻，足可做爲一路細細參照的路標。但是，與其生怕漏了哪一個經典記載的微細心理變化，還不如隨它去。這才是我們修心而能不執著的關鍵。

問：如果真需要放掉一切，為什麼還需要參考經典？

答：這裡呈現一個很大的弔詭。一方面，我們必須對心靈的全部範疇有所了解，包括心靈的運作和種種可能的心理變化。若非如此，對心靈的理解將流於膚泛，無視於靈性道路的眾多可能。要了解自己，是不能不深入探究心靈的種種可能的。然而，修行的關鍵卻是以不執著的心態來探索心靈。唯有如此，人才可能全面性的深究心靈的所有微細之處，而不被任何體會所架構的知識給卡住。

我看過有些修行人極度地在意這些心靈的細微變化，到頭來反而落入了自己設的陷阱。他們緊抓著對心靈各種狀態的體會和經典的文字不放，忘了這一切法門和分別只是路標，到頭來全是要放下的。

問：你同時想表達的是，找到自己的修行之路，全出於個人的親身領悟，就算集結了世上所有的知識也幫不上忙。是這樣的嗎？

答：知識和修行是一而二、二而一的，然而，我們有時候會著重其一而有所偏廢。

我知道有些才華洋溢的學者，皓首窮經鑽研靜坐和修行，卻幾乎沒有親身的體悟。如果有人問他們爲什麼不「以身試法」，他們會說寧願保持中立和公正，以免「污染」了自己的研究成果。我覺得爲了符合科學界所偏好的**化約**傾向，反而扭曲了領悟這回事，實在是很大的遺憾。

靜坐其實是一門**整體**而涉及多重變因的領域。也就是說，靜坐本身會同時影響多個系統，若研究人員也有實修的經驗，將能夠設計出更有意義的實驗或問卷，眞正深入這一主題的核心。

正因如此，靜坐的目標是達到圓滿的領悟，讓人成爲完整而全面的人，

自然流露了歡樂、善良、光明、和創造力，這本來就是人人與生俱來的特質。從這個角度來說，靜坐，或說眞正的領悟，是知行合一而不偏其一的。

在知識上鑽研，所掌握的全是理論。相反的，只有經驗卻缺乏穩健的知識基礎，可能連自己在修什麼都不清楚。唯有跨越知識和經驗的藩籬，靜坐才堪爲眞實自性的安身立命之處，這一體會能走到哪裡，是誰都無法預測的。如果你能眞正理解這些，沒有任何矛盾，便已經是在自性中修行靜坐了。

34 智慧、慈悲、對實相的整體／部份領悟

問：你認為真正悟道，了悟真實自性的人會有哪些特質呢？

答：對我而言，最能道出一個人領悟的兩個特質，莫過於「般若智慧（*prajña*）」和「慈悲（*karuuṇā*）」了。

般若智慧指的是「能看清一切世間現象的本質都屬空無」。如果我們拆解一個物質或現象，不斷地分析，愈拆解愈細，到最後，一定會到達一個什麼都不是，什麼都沒有的境地。任何表面看來眞實不虛的，一向內探究，根本沒有什麼是眞實不虛的。

知道一切本性是空，能化解橫亙在我們與實相之間的種種先入爲主的障礙；了解一切本性是空，讓我們能與那無分無別的一體性素面相對；領悟一

切本性是空，這一智慧能接納萬有，包括我們在宇宙中看到的所有現象；融入這一空性智慧，我們便獲得了無限的可能和無窮的知識，不只是從書中得來的知識表相，這份領悟不需要任何人間知識和道理的支撐。

慈悲是眞實領悟的第二個指標，這裡所說的慈悲並不只是對親人朋友的關愛而已，而是對一切有情眾生和無情木石皆然的無條件的愛，衷心希望宇宙的每個存在都能更好，更好的意思是「了悟眞實自性」。這就是我們每個人與生俱來的大慈悲，只是隨著時間流逝，我們已全然忘懷。

在各個角度來說，智慧和慈悲其實是同一回事。智慧生出慈悲，而慈悲會湧出智慧。換句話說，眞正的智慧就是慈悲，而眞正的慈悲即是智慧。

問：領悟有程度之別嗎？修行的人可能只了悟一部份嗎？

答：雖然自性是唯一的，也只有一個，但每個人的領悟確實有程度之別。有些修行人曾經一剎那捕捉到自性本空的眞諦，但那一瞬間的掌握並不完整，不足以將完整的領悟落實於行爲。

完整的領悟，會讓人看出空性和大千世界其實是同一回事。空性並非大千世界的對立面，而大千世界也不是空性的對立。空性中是不可能有二元對

立的，所有的二元對立，在空性中也無法立足。

因此，在空性之中，就連「空」都不存在，因爲有了「空」，就意味著空性中還有個「不空」。

這是對空性的眞實理解，悟到了這一點，人會自然變得慈悲、喜樂，像孩子一樣天眞，不執著於任何事物。

沒有悟到這一點的人，往往變得孤僻、偏狹、小心眼，有否定世界和生命的傾向。他們以爲空性就是對大千世界的否定，卻忘了光是這種想法，本身就是一種二元對立。這些人常高談破除幻相，卻不知道幻相本身就和大千一樣眞實，也和大千世界一樣虛幻。

事實上，沒了二元對立的概念，空性和大千世界之間根本沒有任何矛盾抵觸。

問：為什麼每個人領悟的程度不同？

答：每個人的根器秉賦，造就了他領悟的深淺有無。所謂的根器，包括了智力、修行、承擔、是否準備好以開放的心讓領悟自然展現等等。但是，你可能會想問，這些特質又是以什麼來決定的？

說到這裡，就不能不談因果業力的觀念了，這個頗具爭議的詞帶有很濃的宗教味，對佛教徒尤其如此。

事實上，業力是相當科學的觀念，早晚有一天，會完全獲得物理學的證實。在此我要說的是，基於因果業力的不同，每個人的進化程度也有所差異，面對人生眞相的身心準備程度也爲之不同。

35 靜坐與宗教

問：為什麼靜坐總和某個宗教有關？練習靜坐的人一定也要修某個宗教嗎？

答：靜坐是相當科學的，之所以稱爲科學，是因爲它可以客觀的驗證。而且，無論是個人還是群體，都能以同樣的方法得到類似的成果。正因如此，過去三、四十年來，醫學界一直有人探討靜坐的效果，我也親身參與了一些靜坐療效的早期觀察記錄工作，主要是探討對人體健康的影響。這正是因爲靜坐本身經得起驗證，可獨立於各種宗教或哲學理論而存在。

儘管如此，靜坐和各宗教門派密不可分也是不爭的事實，那由來是這樣的：有些人因爲練習靜坐所帶來的蛻變，而使得心靈覺醒，覺醒到一個地步時，光是他們的言語和行爲就有轉化周遭的人的力量，而在群眾中蘊釀出一

股沛然莫之能禦的靈性成長動力。這些人覺醒得愈是徹底，靈性的影響力愈大，因而促生了宗派來延續他們的教誨。

有意思的是，全世界各宗各派包括佛教、道教、猶太教、基督教的創始者，以及蘇格拉底、孔子等等大師，沒有一位留下親手寫的作品，流傳後世的經典全是由弟子蒐集、記錄的口授資料，爲了便於背誦，經典裡常出現重複的段落，重複到了讓人好奇「大師們當年眞是這樣講話？」的地步。儘管如此，這些教理正是因爲蘊涵了創始人覺醒心靈所流露的智慧與慈悲的力量，才得以流傳至今。

我之所以介紹這一背景，也是爲了讓各位留下深刻的印象，對這些開宗立派的聖人而言，背誦教義是毫無意義的。對他們來說，修行就是爲了解脫，爲了了悟人性，而他們已經精於此道。在他們眼裡，是沒有宗派之別的，他們隨心所欲悠遊其中，是後代弟子把這一切給弄成形式化的宗教。

因此，靜坐和世界上任何宗教與哲學是不衝突的，反之，練習靜坐而覺醒的人，會憑著直覺去創造，他可能脫出舊的束縛，開拓全新的思想體系。他所散發出的光輝會吸引周遭的人，而且這些人也會想要延續此一覺醒之人的傳承，於是就落入了教條的窠臼。

即使一開始有「法」可傳，在試圖保存的過程中，原本自由，甚至完全自由的精神，逐漸固化爲人間的規則，反倒造出了另一套人爲架構，與原本的教義完全背道而馳。諷刺的是，眞正覺醒的人，他的「法」是否後繼有人，對他而言一點兒都不重要，因爲「道」或說萬物內的光輝本來就是無所不在的，不可能成爲誰的私有財產。覺醒的人非常清楚這一點，無論他教了或不教什麼，到頭來一點也不重要，因爲眾生早晚會澈悟的。

問：所以，你要說的是，所有宗派法門的創始人都領悟或覺醒了，是嗎？

答：可能有，可能沒有，領悟的程度也不盡然相同。這一點，有待你在自我省察的過程自行發掘。不用問古代大師或思想家領悟了沒，你更該關心的是自己此生的修行之路，而不是爲大師們列榜排名。他們的修行之路是那個時代與環境下的產物，從古至今累積了這麼多法門，是我們的福報。無論我們視其爲無物，還是認定只有某個法門才是人類的究竟解脫之道，這一切對他們根本沒有任何影響。前人可做爲你參考的典範，然而，到頭來，你還是要親自上路的。

問：他們留下了這麼多經典，不是能為我們的修行指點一條明路嗎？

答：同樣的，每本經典的細緻度有別，或多或少點出了人心的各種層次。有些經典不厭其煩地在我們能理解的範圍內，反覆解說種種微細的心理狀態。舉例來說，我認爲小乘佛教的《阿毗達摩論藏》，可說是人類有史以來最鉅細靡遺的心理學論述。同樣的，基督教的《舊約》和《新約》一提再提的也正是人心的微細分別。如果我們的修行之路完全不理會這些經典的提點，再好的經典也全無用武之地。反之，如果我們緊抓著經典的文字，視爲不可違犯的教條，也白費了前人的一番心血。

讓我再說得更清楚些。我們會讚嘆古代的大師能以如此清晰明確的文字，將人類的處境勾勒得如此幽微，足以做爲修行路上的路標和地圖，供我們檢視自身的心境。因爲我們若對自己的心靈狀態沒有完整而細緻的理解，連自己怎麼醒來都不知道，那麼，就很難討論領悟和覺醒了。但是，我看過很多只在經典上咬文嚼字，就認爲自己在修行的人，反而忘失了整體眞正的目標。

整體而言，經典裡的文句無論多麼精彩深刻，到頭來仍然是要超越的，或者說，是我們該放下的。

問：所以，你要說的是，就連「放下」也有程度之別，而這取決於自身的領悟深淺。過去流傳下來的經典確實值得參考，因為經典對人心剖析之深刻，是我們在體驗到解脫之前，不能不掌握的。

答：請記得，無論是解脫，還是由人類的先天限制中覺醒，嚴格說來，都不算是所謂的體驗。因爲所有能被**體驗**到的，無不是一時之間的短暫存在，我們都體驗過的悲苦喜樂，就是最好的例子。

許多人以爲眞正的覺醒只是一種體驗，也就是說，對大多數人而言，是有領悟的體驗這回事的，以此類推，也應該有解脫的體驗、悟道的體驗、發現一切本來如是的體驗。然而，這種觀念本身即是矛盾的。所有能被感官所見、所體驗、甚至直覺到的，根本是短暫而無常的。凡是能被「體驗」到的，本身的價值就不可能長久，也遠非眞理。然而，許多著名的作家或思想家，卻將領悟描述成一種稍縱即逝的體驗，彷彿不那麼喜樂，就不算悟道似的。

回到你提問的問題，說得眞好，代表你很用心想要聽懂。確實，領悟有高低深淺之別。我們的心靈內既有痛苦、快感、欲望等等粗重的覺受，也有一些大多數人難以理解甚或不認得的微細心理狀態。眞正的領悟是接納人心

這一切的心理狀態，無論粗重還是細微。最後，我們一定會得到這樣的結論：無論大小粗細，這一切心理狀態的本質是空，絕非表面上看來那麼堅實不虛。

到頭來，我們也必須明白，無論什麼現象本質上都是平等的，這就是**捨念清淨**，從這個角度來說，無論是粗重還是微細的現象，都不會讓我們更接近本來的眞實自性，那是永遠閃亮、早已覺醒、永恆不滅的。只要懂了這個重要的觀念，就能一眼看清當今許多修行人的盲點。

總是有人不斷問我，靜坐時這個或那個現象和悟道有多大或多小的關係。顯然，在修行人的眼裡，心靈的變化愈細緻，彷彿比粗重的變化更能象徵了大根器與大成就似的。我經常不得不提醒，無論什麼變化，都不會讓我們離心靈眞正的歸宿更遠或更近，因爲我們早就回到這個天鄉了，只是自己不知道罷了！

36 靈性的覺醒

問：現在我對於靜坐的宗教背景比較明白了，也懂了你所說的一切經驗都是平等無別，而捨念清淨又是什麼意思。然而，我們還是想要詮釋靜坐中的種種現象，並且把某些深刻的體驗和領悟畫上等號。所以，我們全都走偏了嗎？

答：我們會提出這樣的問題，代表了我們心中仍然期待，希望能夠透過靜坐修出一個果來。我們想要「得到」領悟，想要「修成」眞理，想要「修出」一些體驗，好讓我們能證明自己的靈性已經覺醒了。

事實是，我們所渴望的這些，沒有一個是能修得來的。早就存在的「那個存有」，是你怎麼努力也修不出來的。我們的眞實自性不假任何外緣，本

身即是無條件的光明、無條件的自由、無條件的喜樂，也早已被無條件地悟到了。任何人爲的努力，都不能使它更光明、更自由、更喜樂，甚至不能讓它被更悟得多一點。只要懂得這個道理，我們馬上就能恢復平安的心境，知道自己什麼都不需要做、也不需要求。

從這個角度來說，所有體驗都是毫無意義的，只是人心各種可能的展現，無論被我們歸類爲粗重還是微細，所有的心理狀態無不出自同樣的人心。從「眞理本來如是」的角度來看，經驗到這顆心的任一層面，眞的都不算什麼，因爲眞理和實相本來就和人間百態無關。

不要把我說的話當作眞理一般照單全收，你可以深入靜坐親身驗證，並找出你自己的答案。

問： 從很多層面來看，你說的話既鼓舞人心，又令人沮喪，而你在要求我們靜坐的同時，又同時提醒每個人，終點就在眼前！

答： 其實沒有所謂的終點，懂了這一點，就不再有所求了。你意識到自己早就在那兒，靈性的覺醒就在眼前！這個大矛盾，你必須親自去解。

所有傳遞這一無上妙悟的法門，無論是鼓勵你去靜坐，還是教你不假思

索全憑直覺，都只是針對不同類型的修行者所設的不同道路而已。有些人需要紀律，依賴循序漸進的修練次第；有些人則什麼都不用做，就能體會出這些話中簡單卻深遠的道理。要選擇哪個方法，全依個人的根器與秉賦。這些法門一點矛盾都沒有，都有它適用的情境，只抓住一家之言不放，只會讓人食古不化。眞理可以從各個角度、各個面向來體現，然而，我們卻不能以某個角度和面向取代眞理。這個矛盾，你必須自己上路去解。

要是我打算告訴你，努力靜坐就能讓你悟道，那可是天大的謊言，只會讓你日後大失所望罷了。靜坐是清理心靈，消除種種煩惱、妄想、造作很棒的方法。然而，靜坐本身仍然只是安頓妄心的一種技巧、一種方法、一種手段。悟道雖然和練習靜坐是截然不同的兩回事，卻也脫離不了靜坐。你可以自己想想這是否有道理。

問：要是這樣的話，人要怎樣才能變得覺醒？

答：人是不可能「變得」覺醒的，因爲「變得覺醒」意味著覺醒是一種前所未有的全新狀態，而且必須依賴先前的「不覺醒」才能存在，如此一來，這一新的覺醒狀態是無法持久的，爲期有限，人會在覺醒和未醒兩個狀

態之間，不停地來回擺盪。這就是我們前面提過的，覺醒本身並不是我們抓得住的經驗。

問：我還是覺得，只要了悟了實相，應該就會覺醒吧。是不是我前頭漏聽了什麼。

答：因爲你還認爲「覺醒」是個動作，把它當成了往某個方向移動，才能導致新的心靈狀態。如果我告訴你，我們的心靈眞相一直是不可動搖、無所罣礙、早已解脫的；過去如是，現在如是，未來也將如是。那麼，我們究竟要從哪顆心醒來呢？

我們的眞實自性，才是人類心靈與一切的本質，那早已是覺醒的了。眞實自性是寧靜、毫不造作、亦毫無罣礙的。沒有悟到這一點的，其實是我們，因此才給它加上了「覺醒」的標籤。只要懂得這一點，你就能當下成就了。

因此，人無法「變得」覺醒，只可能「是」覺醒的。覺醒是理所當然的，沒有東西會從這個狀態到下一個狀態。覺醒的自由心靈允許所有的可能性，不爲任何一個所動搖、罣礙。這就是所謂的空性、智慧、慈悲。

所謂的空性並不是堅實不虛的對立面，而你的論點反映的是，你還沒放棄**二元對立**的思想體系。你認爲兩個狀態都存在，一個是你所謂的凡俗或不領悟的狀態，而另一個相當罕見的狀態，就是你所謂的領悟狀態。你稱之爲「覺醒」，凸顯出我們現在還沒有覺醒，還沒到那個狀態裡。這些論點反映的正是人類神經元的運作方式，構成了我們所能感知的唯一現實。這種二元的心靈運作方式，不可能領略自由心靈的奧密——沒有規則可循，沒有固定的原則，和我們生命中所珍惜的一切都毫無關係，無從比較。

問：你這麼說，我可以直覺地理解你的意思，我想我大概能理解你所談的。聽到這些話，我打從心裡感到極大的喜悅。然而，就在我覺得懂了的同時，又突然不懂了。我的領悟為什麼不能持久呢？

答：你能夠憑直覺就感覺到我在說什麼，以及那些道理的言外之意，已經很不容易了。你的心會告訴你，我說的話是眞實的，然而你習於懷疑的頭腦仍然在苦苦掙扎，你仍然缺乏信心，所以，才剛聽懂了一個道理，下一刻就拋開了，又回到二元對立的心態來看待這個世界。

唯有修持和領悟融爲一體，你才活得出所悟的眞理。你不需要說什麼聽

起來很領悟的話，仍然能夠幫助其他人悟道，充分體諒「人之所以爲人」的種種不得已。你可以選擇任何方式，爲人類服務。另一方面，你也可以選擇什麼都不做。怎麼選擇，完全是自由的。

眞正的靈性覺醒，不那麼取決於你能表達出什麼，更在於你做了什麼，活出了怎樣的典範。但話說回來，無論二元對立的心態多麼有混淆視聽之能，靈性覺醒和這一切都無關。我們不該對於覺醒抱持任何幻想和期待。

37

實相本如是

問：那麼，我的結論是，我們是無法以文字語言說清什麼是實相，甚至連什麼不是實相，都說不清楚。

答：我們二元對立的思維模式是如此習於從兩極去追根究柢、釐清一切的關聯，在這樣的限制之下，是很難檢視眞相的。請留意，就連你所提的問題也仍然不脫「是」、「不是」的二元對立。也就是說，你要求從二元對立的思維去理解實相，而這種思維只有肯定和否定兩種選擇。

古代的明師在談論實相時，寧願用「什麼不是」的負面手法，來否定掉二元思維所執著的意義。只要學生認定什麼是道，師父就會否定，這麼做的用意在於刺激心靈跳出二元對立的泥淖，再次以各種可能完整地檢視實相。

問：如果無法以文字語言表達實相，我們又怎麼可能憑直覺明白它的真諦？

答：我們無法以語言表達實相，是因爲內建神經網路的限制。我們也無法以體驗或感受來描述實相，因爲感官網路本身的限制，以二元對立的方法，只能捕獲有限的數據。

然而，我們的心靈是可以不透過語言、不經過任何濾波器而直接感受到眞理的。我們常用「心」這個字來取代「頭腦」，心是每個人內在都有的一種智慧，能直覺到眞理的存在，那是頭腦所無法掌握的。然而，頭腦和心其實是同一回事，心是少了各式各樣濾波器的頭腦，也就是直觀的頭腦，像一面鏡子反映出周遭的眞實模樣。從這個角度來說，眞正的頭腦和心都有直觀眞理的能力。

問：所以，就算是直覺到了真理實相，我想，還是無法以言語表達的，對吧？

答：無論多麼優雅、高深的語言，都不足以完整描繪自性本空的眞諦，我們只能旁敲側擊。

問：那麼，你為我們旁敲側擊出來的空性，也能類推到生活的每個層面嗎？

答：「空性」指的不過是，任何我們眼中覺得再眞實不過的現象，其實一點也不堅實，並沒有眞正的本質。不僅我們自身是如此，整個大千世界也是一樣的。

自性本空的意思是，在我們視之爲自己存在之確證的「我」之後，並不存在任一能用以定義這樣的「我」的物理或化學基礎。無論上窮碧落下黃泉，也遍尋不到。而一切本空則又比自性本空更深了一層，意思是沒有哪一個眞理、法則、事物，眞的擁有我們二元對立的眼光所信以爲眞的本質。眞理，只是超越了人類心靈所能理解的範疇。

問：那麼，理解真理、懂了空性，對我們的人生有何影響？

答：對空性的領悟，雖有改變一切之能，然而，其實一切都不曾改變。領悟空性，意味著整套思想體系天翻地覆的改變，我們眼中的世界不會再是昔日所見的模樣。我們會明白，人生不過是內心無限可能，所流露出的百態現象。這話的意思，並不是小看了昔日二元性眼光所見之世界的眞實

性。絕非如此！只是心靈不再陷落於過去所體驗的幻相，不再無法自拔，而能自由的出入其間，滿心喜悅地看出幻相只是幻相。然而，對於仍深陷幻相威力的人，我們仍能深深體會到他們的不得已，並幫助他們走出二元對立的心態。

問：那麼，現代的物理學和科學，是否描述得出這一實相的優美奧妙呢？

答：我們所生活的世界，主要是受牛頓的力學原理所主宰的，而且我們看待物理世界的眼光，一樣脫離不了二元對立的心態。

所以，在物理學由牛頓力學的巨觀，進展至逼近蒲郎克常數的微觀世界的同時，我們彷彿跳進了一個原本熟悉的牛頓力學原理已不再適用的全新量子物理世界。要如何統合這兩個世界的存在，在我們看來是很難的。儘管如此，我敢跟各位保證，這兩個物理世界彼此須臾不離，在許多層次上是緊密交織的。

（**作者註：**蒲郎克常數等於 $6.62 \times 10^{-34}\ m^2\ kg/s$。）

這就是前頭提到過的，靜坐時，心靈將注意力聚焦於一，進入了所謂的

奇點，我們的意識在此彷彿滾落到一個愈來愈小的點，甚至小到是奇點或特異點。

在那裡，時空法則再也派不上用場。然而，繼續穿越下去，便會從洞的另一頭出來，看見一個涵容一切的世界，即使牛頓力學都能和量子物理並存！這是一個充滿可能性的世界，遠遠大於我們所起步的那一個世界，然而，我們是無法以牛頓世界的詞彙來描述這一新世界的。那麼，等我們回來後，會將這個所見的世界描述爲不存在的幻相？還是實相無限可能性中的一個？這有待各位親身去發掘。

問：人類可能以數學來描述實相嗎？

答：我們可以用「歌德爾定理（Gödel's theorem）」逼近對實相的認識，也就是說，我們可以把實相想成一群彼此相鄰的圓圈，如果有個人站在其中某個圓圈的中間，根據這個定理，這個人是不可能捕捉到圓圈之外的意義的。

當然，這如果用系統來描述會更貼切些。也就是說，處於諸多限制的系統裡的人，無法想像處於這一系統之外會是什麼滋味。因爲從定義上來說，

這個人的邏輯全在這個系統裡打轉，而這套邏輯是不可能容納圈圈之外的一切的。

我們人正是如此，受限於詞彙以及身為人的限制，頭腦是無法掌握超乎自身限制的存在的。

因為這一切的理由，無論我們多努力嘗試，也不可能以文字語言道盡實相，一落言詮，我們就陷入了那個邏輯圈套——妄想用一套邏輯，去容納它之外的世界。

38 因果業報

問：如果實相遍及一切萬有，那麼，為什麼人的能力秉賦有這麼大的差別？光是你這裡所說的，就有人懂，有人不懂。

答：道，或說我們自性的光明，是人人能見的，因爲它從未移動分毫，也從沒有變遷過。我們所見到在變化的一切，只是現象表面的來去，這些現象因緣和合，就構成了我們眼中的現實。我們每個人透過自己的角度，反映出種種不同的現實，全看我們自我提升到什麼地步。

問：這些所謂的因緣和合，是怎麼聚合成我們眼中的現實的呢？

答：種種因緣得以和合，是出於其間自然的親和力，因緣同樣要遵守因果律的。牛頓在三百多年前所提出的第三運動定律也提到，每一個動作除了

有作用力之外，還同時有等量但方向相反的反作用力存在。第三運動定律適用於我們眼見的一切，大至星辰運行，小至彈丸的移動，若將這一概念推廣至所有的原則，包括貫穿整個時空的心理因素，那就是因果律，又稱**業力法則**。

然而，別忘了，業力和牛頓第三運動定律不同，業力法則是超越時空的，那些因緣可能不是同一輩子，甚至在不同的空間。

問：接下來，你要談輪迴了嗎？

答：不是的，大多數人的輪迴觀是錯的，但這和因果業報的主軸無關。我只是要談一個跨越時空的基本物理定律，也就是因果律；而因果律的運作原理，其實和我們熟悉的牛頓第三運動定律十分相似。

問：那麼，因果業力和我們所談的靜坐有何關係？因為那涉及到我們悟道的根器嗎？

答：我會談到因果業力，是爲了鋪陳以下的論點：從業力的角度來看，我們和我們的世界不過是因果聚合所交織出的產物，本身也受這一獨特的關係所約束。這個觀點和人與人之間物理、化學、生物、遺傳學等等看似代代

相傳的特性並無矛盾，只是對同一個有目共睹之現象，得出不同角度的解釋。

回到你的問題，你談到有些人的根器，就是比別人能更早悟道。所謂根器，其實是我們所有過去讓人足以悟道的業力的累積。也就是說，這些人只是業力成熟了，這與智力或任何其他身心特質，一點關係都沒有。

問：如果我們眼前的現實，不過是依著因果業力，由因緣聚合而成的產物，那麼，為什麼你我卻能感知到同一個世界？

答：個人有個人的業力，一群人，甚至社會，也同樣受業力的約束，包括大大小小的共業。

我知道這聽來相當不可思議，但我希望各位能親自檢驗我所說的話。而且，與其用邏輯來辯證這些觀點是否有效，不如以開放的心態親身實驗，直到找出你自己的答案。

問：這是否意味著，人是不可能逃離自己所造的業，只能任由過去的業力擺布？

答：你的問題點出了一個有意思的矛盾。人的存在，就其定義而言，即

是因果業力的產物。沒有因果業力，個人也就不復存在了。因此，問題不在於我們是否應該逃離因果業報，而是去完全理解因果業力，知道業力從何而來。徹底領悟了眞實自性，就會知道，無論因果業力如何發揮，我們什麼都不需要做，早已是完全自由的。

同樣的，我認識有些朋友，他們花了大把時間和力氣辯論因果業力，然而，光是在頭腦上理解這些道理，對我們的人生之旅一點影響也沒有。更重要的是，藉此重新檢驗自己的存在究竟爲何物，親身去發掘對自己有意義的答覆。

然後，你就會明白，這些或那些道理，一點兒都不重要。

39 能帶走什麼

問：藉著談靜坐，你上天下地談了這麼多，能簡單說明最根本的重點嗎？

答：雖然我談了這麼多，但其實這些並沒有任何一點值得重視的。

問：喔！我是認真的，我希望能將你所教的這些，濃縮成幾句話。

答：如果這是你要的，我要說的其實是：

我們能在此世相逢，這因緣可說是彌足珍貴，更可貴的是，我們還能共聚一堂，如此熱切地思索這一人生課題。千萬不要虛擲此生，不要讓物欲成爲你的印記，彷彿這才是此生唯一值得追求的事物似的。要有信心，有一個美妙而充滿了奇蹟的世界，一直等待你親身發掘。花點時間，重新探勘，這些奇蹟始終在等著你。

不要被自己凡夫俗子的存在形式給蒙蔽了，那只是幻影，只是你人生眞相的殘缺投影。

完整而眞切的了解自己是誰，你打從心底認爲自己是什麼，你就是什麼。把所有疑慮放在一旁，投入實相未知或不可知的領域，一旦進入了，一切就清楚明白了。要有信心，你來到此世，就是爲了認識眞實的自己，悟出眞實的自己，在人生中繼續前進。儘可能，或即使知其不可，也要盡力幫助那些困於自身的限制，而活得絕望無助的人。

心存慈悲，心存憐憫。
了悟真實自性，活出充滿喜悅的人生。活在喜悅中，也讓人喜悅。
活在光明中，也分享光明給他人。
活在希望中，也為別人點燃希望。
活在愛裡，也將愛分施眾人。
活得盡興，也讓他人活出完整的意義。
活在智慧中，讓智慧滋潤尚未開竅的人。
當一個光明、希望、喜悅、與愛的引路人。

天下雜誌出版健康書系好書推薦

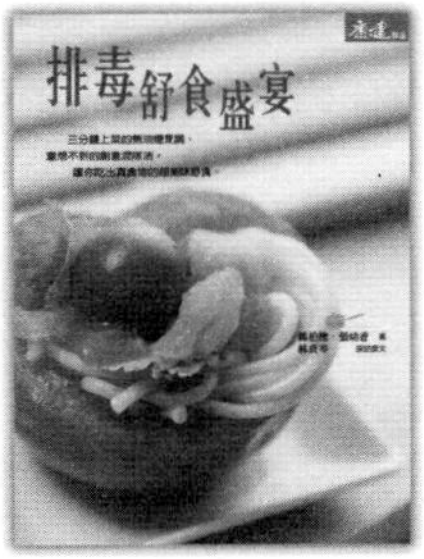

排毒舒食盛宴

作者：韓柏檉・張幼香
採訪撰文：林貞岑
定價：320元

素人也能三分鐘上菜的無油煙烹調，意想不到的創意食材混搭法，從前菜、主菜到甜點的超美味舒食，結合記憶與味覺的故事，開啟健康無毒生活的鑰匙，讓你吃到全身細胞都微笑！

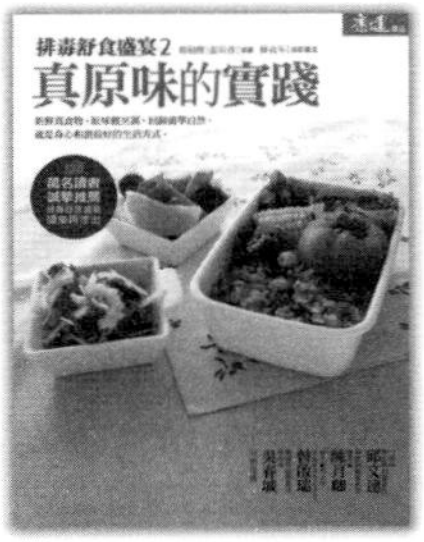

真原味的實踐

作者：韓柏檉、張幼香
採訪撰文：林貞岑
定價：330元

韓府的蔬菜水果、五穀雜糧，為什麼讓一向愛吃肉的人指名一吃再吃？答案都在做出真原味！新鮮真食物，原味輕烹調，吃得乾淨，身體就潔淨，脾氣、心情也跟著變好！

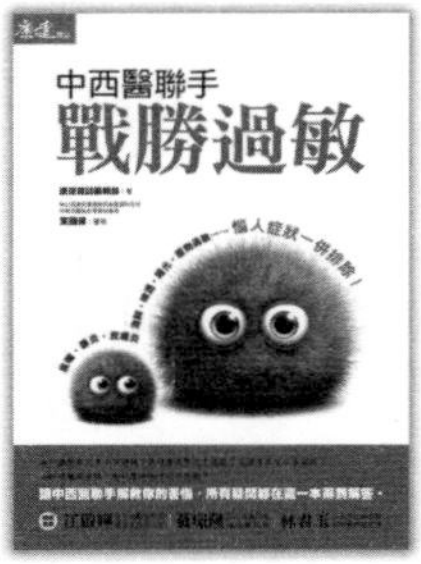

中西醫聯手戰勝過敏

作者：康健雜誌編輯部
定價：320元

為什麼愈來愈多小孩過敏？為什麼許多人成年後才過敏？什麼方法可以不用過敏藥？家裡養貓狗讓你過敏？讓中西醫聯手解救你的苦惱，所有的疑問都在本書找到解答。

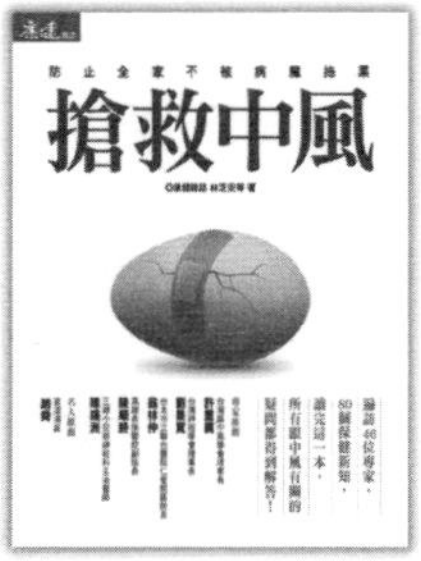

搶救中風

防止全家被病魔拖累

作者：康健雜誌編輯林芝安等
定價：320元

中風究竟能不能預防，答案很肯定：可以。只要清楚中風最愛哪幾種人，就可避免中風上身。哪些人是中風的高危險群？萬一身邊有親友中風，該如何治療、如何避免二度中風？在本書中都可以獲得相關解答。

天下雜誌出版健康書系好書推薦

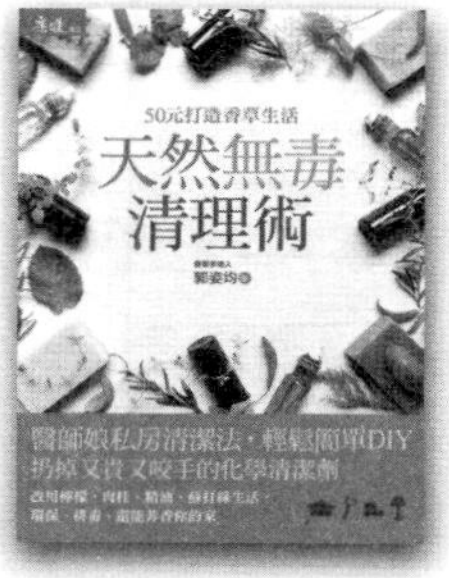

《天然無毒清理術——50元打造香草生活》

作者：郭姿均　定價：330元

化學清潔劑、芳香噴霧……，你常一邊噴洗刷，一邊讓家人「吸毒」嗎？美國香藥草專家、也是醫師娘的郭姿均，教你輕鬆學會國外最夯的自然、無毒清潔法，材料簡單可循、配方親身試驗，讓你清掃還能同時芳療SPA！

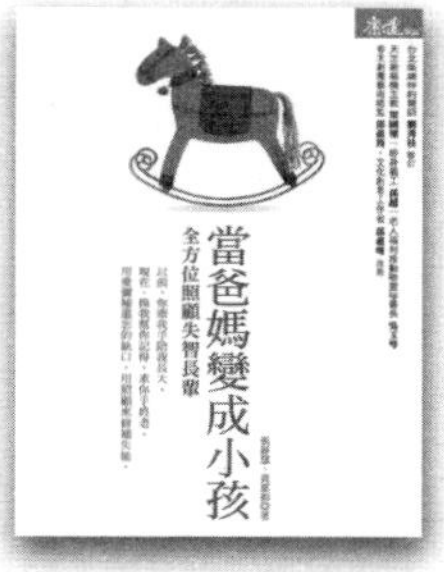

《當爸媽變成小孩——全方位照顧失智長輩》

作者：張靜慧、黃惠如　定價：300元

以前，你牽著我的手，陪我長大；現在，換我牽著你的手，陪你終老。台灣每年增加一萬名失智症患者，只要活得夠久，人人有機會。《康健雜誌》記者執筆採訪醫師、護理師、社工，串連家屬真實故事，詳述失智症的症狀、診治及最新進展，淺顯好讀，是實用的照護指南，不僅照顧好病人，也疼惜自己。

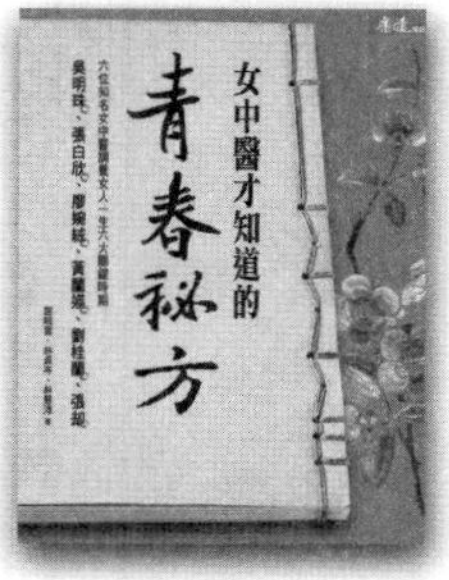

《女中醫才知道的青春祕方》

作者：謝曉雲、林貞岑、林慧淳　定價：300元

六位知名女中醫—吳明珠、張白欣、廖婉絨、黃蘭女英、劉桂蘭、張卻，看起來都比實際年齡年輕十歲的關鍵是什麼？本書根據六大關鍵期，結合女中醫們的從醫經歷、個人青春常駐的調養法，提供切實可做的中醫保健養生法。

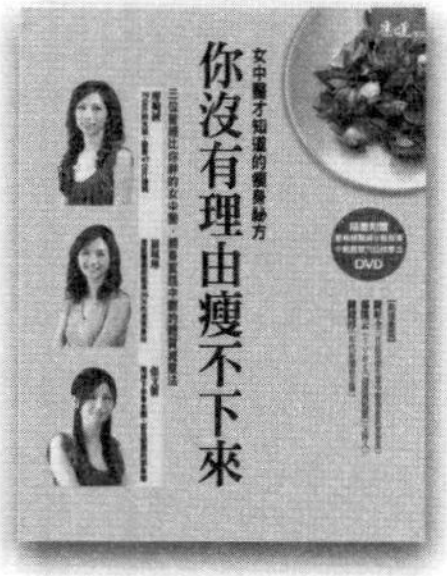

《你沒有理由瘦不下來》

作者：廖婉絨、羅珮琳、張文馨　定價：330元

別再為瘦不下來找一堆理由了！打破所有肥胖、減重的迷思，本書依照現代人的六大肥胖體質——過勞肥、壓力肥、熬夜肥、應酬肥、吃冰肥、內分泌失調肥，幫你找出致胖原因，量身訂做瘦身計劃！

國家圖書館出版品預行編目資料

靜坐的科學、醫學與心靈之旅：21 世紀最實用的身心轉化指南／楊定一，楊元寧作；
-- 第一版. -- 臺北市：天下雜誌， 2014.07
面； 公分. --（健康人生；121）
ISBN 978-986-241-907-6（平裝附光碟片）

1. 靜坐

411.15 103011222

靜坐的科學、醫學與心靈之旅
21 世紀最實用的身心轉化指南

作　　者／楊定一．楊元寧
翻　　譯／陳夢怡
內頁設計／東喜設計
行銷企劃／魏采如．周佑潔
行銷副總經理／王品

發　行　人／殷允芃
康健雜誌社長／李瑟
總經理／梁曉華
企劃經理／張桂娟
執行編輯／蔡菁華
出　版　者／天下雜誌股份有限公司
地　　　址／台北市 104 南京東路二段 139 號 11 樓
讀者服務／（02）2662-0332　　傳　　真／（02）2662-6048
劃撥帳號／01895001 天下雜誌股份有限公司
法律顧問／台英國際商務法律事務所．羅明通律師
電腦排版／中原造像股份有限公司
印　刷　廠／中原造像股份有限公司
裝　訂　廠／臺興印刷裝訂股份有限公司
總　經　銷／大和圖書有限公司　　電　　話／（02）8990-2588
出版日期／2014 年 7 月 第一版第一次印行
　　　　　2015 年 4 月 第一版第八次印行
定　　　價／380 元

ISBN：978-986-241-907-6
書號：BCHH0121P

天下網路書店：http://www.cwbook.com.tw
康健雜誌官網：http://www.commonhealth.com.tw

天下 雜誌
觀 念 領 先